中国医学临床百家

朱思泉　王开杰 ／著

白内障
朱思泉 2017 观点

科学技术文献出版社

SCIENTIFIC AND TECHNICAL DOCUMENTATION PRESS

·北京·

图书在版编目（CIP）数据

白内障朱思泉2017观点 / 朱思泉，王开杰著. —北京：科学技术文献出版社，
2017. 10

ISBN 978-7-5189-3387-7

Ⅰ.①白…　Ⅱ.①朱…　②王…　Ⅲ.①白内障—防治　Ⅳ.① R776.1

中国版本图书馆 CIP 数据核字（2017）第 235961 号

白内障朱思泉2017观点

策划编辑: 蔡　霞　　责任编辑: 蔡　霞　　责任校对: 张吲哚　　责任出版: 张志平	

出　版　者　科学技术文献出版社
地　　　址　北京市复兴路15号　　邮编　100038
编　务　部　(010) 58882938，58882087（传真）
发　行　部　(010) 58882868，58882874（传真）
邮　购　部　(010) 58882873
官 方 网 址　www.stdp.com.cn
发　行　者　科学技术文献出版社发行　全国各地新华书店经销
印　刷　者　虎彩印艺股份有限公司
版　　　次　2017 年 10 月第 1 版　2017 年 10 月第 1 次印刷
开　　　本　710×1000　1/16
字　　　数　136千
印　　　张　15
书　　　号　ISBN 978-7-5189-3387-7
定　　　价　128.00元

序
Foreword

韩启德

　　欧洲文艺复兴后，以维萨利发表《人体构造》为标志，现代医学不断发展，特别是从 19 世纪末开始，随着科学技术成果大量应用于医学，现代医学发展日新月异，发生了根本性的变化。

　　在过去的一个世纪里，中国现代化进程加快，现代医学也急起直追。但由于启程晚，经济社会发展落后，在相当长的时期里，中国的现代医学远远落后于发达国家。记得 20 世纪 50 年代，我虽然生活在上海这个最发达的城市里，但是母亲做子宫切除术还要到全市最高级的医院才能完成；我患猩红热继发严重风湿性心包炎，只在最严重昏迷时用过一点青霉素。20世纪60—70年代，我从上海第一医学院毕业后到陕西农村基层工作，在很多时候还只能靠"一根针，一把草"治病。但是改革开放仅仅30多年，中国现代医学的发展水平已经接近发达国家。可以说，世界上所有先进的诊疗方法，中国的医生都能做，有的还做得更好。更为可喜的是，近年来中国医学界开始取得越来越多的原创性成果，在某些点上已经处于世界领先地位。中国医生已经不再盲从发达国家的疾病诊疗指南，而能根据我们自己的经验和发现，根据中国自己的实际情况制定临床标准和规范。我们越来越有自己的东西了。

要把我们"自己的东西"扩展开来，要获得越来越多"自己的东西"，就必须加强学术交流。我们一直非常重视与国外的学术交流，第一时间掌握国外学术动向，越来越多地参与国际学术会议，有了"自己的东西"也总是要在国外著名刊物去发表。但与此同时，我们更需要重视国内的学术交流，第一时间把自己的创新成果和可贵的经验传播给国内同行，不仅为加强学术互动，促进学术发展，更为学术成果的推广和应用，推动中国医学事业发展。

中国医学发展很不平衡，经济发达地区与落后地区之间差别巨大，先进医疗技术往往只有在大城市、大医院才能开展。在这种情况下，更需要采取有效方式，把现代医学的最新进展以及中国自己的研究成果和先进经验广泛传播开去。

基于以上考虑，科学技术文献出版社精心策划出版《中国医学临床百家》丛书。每本书涵盖一种或一类疾病，由该疾病领域领军专家撰写，重点介绍学术发展历史和最新研究进展，并提供具体临床实践指导。临床疾病上千种，丛书拟以每年百种以上规模持续出版，高时效性地整体展示中国临床研究和实践的最高水平，不能不说是一个重大和艰难的任务。

我浏览了丛书中已经完稿的几本书，感觉都写得很好，既全面阐述有关疾病的基本知识及其来龙去脉，又介绍疾病的最新进展，包括笔者本人及其团队的创新性观点和临床经验，学风严谨，内容深入浅出。相信每一本都保持这样质量的书定会受到医学界的欢迎，成为中国又一项成功的优秀出版工程。

《中国医学临床百家》丛书出版工程的启动，是中国现代医学百年进步的标志，也必将对中国临床医学发展起到积极的推动作用。衷心希望《中国医学临床百家》丛书的出版取得圆满成功！

是为序。

作者简介
Author introduction

朱思泉，男，医学博士。现任首都医科大学附属北京同仁医院白内障中心主任医师、首席临床专家，首都医科大学教授、博士研究生导师。北京科技大学兼职教授、博士研究生导师，西南医科大学兼职教授、硕士研究生导师，成都中医药大学博士研究生导师、博士后指导教师，北京大学医学网络教育学院客座教授，北京市高层次卫生技术人才，北京安贞医院眼科中心主任、四川省高层次人才引进"千人计划"特聘专家，成都中医药大学附属眼科医院常务副院长，"华佗工程"眼科项目部首席专家，中国医疗保健国际交流促进会常务委员，中国医疗保健国际交流促进会眼科分会副主任委员兼秘书长，中华医学会眼科学分会委员，中国医师协会眼科医师分会委员。中央保健局一级保健专家，国家自然科学基金、教育部科技进步奖及国家科技进步奖终评委。《中华眼视光学与视觉科学杂志》等7本杂志编委。

中国医学临床百家

多年来一直致力于白内障基础与临床研究，已完成各种类型白内障手术 30 万余例，积累了丰富的临床经验。独创辅助钩、改良双板层角膜切口、拉网式皮质抽吸术、定向对冲挤压快速碎核法、高真空低能量囊上快速劈核法及婴幼儿微创白内障手术等一系列超声乳化技术。先后应邀在美国白内障会议、世界华人眼科大会、亚洲白内障会议、亚太眼科年会及全国眼科年会等大会上进行学术交流和手术表演。

目前主要从事先天性白内障遗传基础及发病机制研究、智能微创白内障手术系统研究、适合人眼的功能性人工晶体材料研究、失重状态下视功能的损伤与机制研究。先后获得"十一五"国家科技支撑计划重大项目 1 项，国家自然科学基金 5 项，国家科学技术学术著作出版基金 1 项，高等学校博士学科点专项科研基金 1 项，北京市自然基金 1 项，广东省科委、卫生厅、市科委等各级基金 3 项，北京同仁医院基金 1 项。发表学术论文 100 余篇，其中 SCI 收录 46 篇。申请专利 10 项，获高等学校科学研究优秀成果二等奖（排名第一）、主编《白内障与屈光手术学》《超声乳化白内障手术集锦》2 部著作；参与编写《活体超声显微镜眼科学》《同仁眼科学术讲座》等作品。

前 言
Preface

　　白内障是世界首位致盲性眼病，在中国，现有白内障患者1100 余万例，且每年新增 80 万例。随着全球人口老龄化进程的不断加速，这一数字还会继续增加。据估计，到 2025 年全球因白内障致盲人数将升至 4000 余万人，白内障依然严重威胁着人们的生活质量。

　　近年来，在几代眼科人的努力下，中国白内障诊疗水平取得了巨大进步，正逐步与国际接轨。微切口白内障摘除手术的推广、飞秒激光辅助下白内障摘除手术的兴起及高端人工晶状体的运用，使白内障摘除手术逐渐从复明手术走向个体化屈光手术。中华医学会眼科学分会白内障学组的同仁们通过与全国各大眼科机构团队交流合作，初步建立了集预防、筛查、治疗于一体的防治体系，同时建立了专家授课、手术教学、下乡培训等多种形式的白内障手术技术推广体系。此外，在白内障发病机制研究、人工晶状体的研发等基础领域，也取得了很好的成绩。在这种环境下，我萌发了一个想法，想结合本人在白内障领域近几年的研究成果，撰写一本关于白内障热点话题的读物，向眼科同仁传达最新的关于白内障临床诊治的重要观点。

　　本书没有采用一般专业图书篇、章、节的分级模式，而是以观点作为标题，展现了目前白内障临床诊疗和基础研究上的问题，介绍了白内障基础研究、人工晶状体设计及选择、白内障手术设备及技术、手术并发症处理等研究进展。重点介绍了各种复杂类型白内障手术的基础理论和技术创新，如合并葡萄膜炎、糖尿病、高度近视、成熟期、硬核、晶状体半脱位及青光眼等。同时，就中国白内障术后非感染性炎症及感染性眼内炎防治专家共识进行了详细解读。随着科学技术的发展，我相信可能会有更多的问题被提出，我们也会及时修正和发布新的观点。由于时间所限，围绕着白内障还有很多问题、很多观点未能提到，加之本人能力水平所限，难免会有疏漏偏颇之处，恳请各位同行批评指正。

最后，感谢我的患者，感谢我的研究团队，为本书的成稿付出了辛勤的劳动，感谢科学技术文献出版社编辑为本书的出版做了大量的工作。谨向他们表示衷心的谢意！

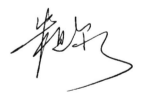

目　录

Contents

白内障的流行病学及概述

1. 白内障是全球范围内首位致盲眼病

白内障是世界范围内首位致盲眼病。世界卫生组织（WHO）于 2013 年统计，全球约有盲人 3900 万人，其中白内障占 51%；中重度视力损伤共 2.46 亿人，其中 33% 是由白内障引起的。在欧洲国家如英国，65 岁以上的老年人口中，老年性白内障为第三位致盲和低视力因素，所占比例约为 6.7%；在北美洲，以美国马里兰州为例，黑色人种以白内障为主要致盲眼病，其患病率为 2.7%，而在加拿大 40 岁以上人群中，白内障是每年新增盲和低视力病例中第二重要的原因；在南美洲的巴西，尽管 2 型糖尿病视网膜病变在致盲因素中越来越常见，但白内障依然是最主要原因；非洲是世界上视觉残疾患病率最高的地区，约 1% 的人口为盲人，成人的致盲和低视力主要原因是白内障、角膜病和视网膜疾病，其中白内障约占 50%，低视力儿童中先天性白内障也是重要病因之一；在大洋洲如澳大利亚，白内障也被认为是老年人口的盲与低视力的主要原因；亚洲地区的盲和低视力的患病率相对较高，白内障是最主要的致病原因，如印度有40%的盲是因老年性白内障引起，中国现有白内障患者1100余万例，且每年新增约80万例患者。

随着全球人口老龄化进程的加快，年龄相关性白内障（age-related cataract，ARC）依然是引起盲及中重度视力损伤的重要因素。据估计，到2025年因白内障导致的盲将升至4000余万人。

2. 防盲治盲，任重道远

随着世界各国老龄化浪潮的到来，年龄相关性视觉障碍成为严重的公共卫生问题，老年人视力障碍会导致其生活质量和健康状况下降，如某些慢性疾病、摔伤和骨折，抑郁甚至死亡。而在个人及社会花费方面，2010年全世界为视力障碍所投入的直接医疗费用已达2.3万亿美元，估计到2020年将再增长20%。

由于以往国内对眼科流行病学调查研究的重视程度和资源投入不足，致使中国眼科流行病学信息滞后、数据匮乏。近5年来，国内进行了大量白内障方面的流行病学调查研究，获得了大量准确、可靠的数据，为中国防盲治盲政策的制订提供了第一手资料。

根据2006年第二次全国残疾人抽样调查数据统计，全国视力残疾人群达到2003万，白内障是中国视力残疾的首位原因，占 46.93%。然而，白内障手术覆盖率参差不齐。赵家良教授参与的九省致盲眼病调查发现，在矫正视力＜0.1的白内障患者中，总体白内障摘除手术覆盖率仅为 35.7%，这意味着约 2/3 因白内障引起的盲和重度视力损伤者未得到治疗。在高龄人群及低水平受教育人群中，白内障摘除手术的覆盖率低下。不同调查地区白内障摘除手术覆盖率差异很大，北京地区为 62.2%，在九省调查中最高；黑龙江省、重庆市和云南省白内障摘除手术覆盖率低于 30%。2013 年《Ophthalmology》刊登了一篇来自海南的流行病学调查报告，结果显示该地区白内障手术的覆盖率仅为 15.4%。这些数据意味着中国白内障复明手术的进展相当不平衡，白内障复明工程依然任重而道远。

近年来中国白内障手术研究取得了可喜的成绩，正逐步与国际接轨。在今后的工作中，我们需要大力发展适合中国国情的白内障手术设备和技术。继续推广超声乳化（Phacoemulsification，PHACO）白内障吸除联合人工晶状体植入手术；在技术力量和设备条件成熟的地方，可以率先开展微小切口超声乳化白内障吸除术；在基层医院，尤其是欠发达的农村和边远地区，开展低成本的小切口非超声乳化白内障摘除术。同时，结合国内先进生产力，开发研制国产化白内障手术设备和产品，包括高效智能化超声乳化系统、人工晶状体和手术耗品等。

白内障防治工作任重道远，新时期面临新机遇，也面临新挑战，这需要我们每一位眼科医师共同努力，为中国白内障的防盲致盲做出应有的贡献。

参考文献

1. 赵家良. 中国防盲治盲工作仍然任重而道远. 中华眼科杂志, 2012, 48（3）：193-195.

2. 姚克. 中国白内障研究发展方向及面临的问题. 中华眼科杂志, 2015, 51（4）：241-244.

3. 姚克, 叶盼盼. 中国近五年白内障研究进展和展望. 中华眼科杂志, 2010, 46（10）：888-892.

4. Li EY, Liu Y, Zhan X, et al.Prevalence of blindness and outcomes of cataract surgery in Hainan Province in South China.Ophthalmology, 2013, 120（11）：2176-2183.

5. Zhao J, Ellwein LB, Cui H, et al.Prevalence of vision impairment in older adults in rural China：the China Nine-Province Survey.Ophthalmology, 2010, 117（3）：409-416, e1.

6. Zhao J, Ellwein LB, Cui H, et al.Prevalence and outcomes of cataract surgery in rural China the China nine-province survey.Ophthalmology, 2010, 117（11）：2120-2128.

7. Liu B, Xu L, Wang YX, et al.Prevalence of cataract surgery and postoperative visual outcome in Greater Beijing：the Beijing Eye Study.Ophthalmology, 2009, 116（7）：1322-1331.

8. Zhou Q, Friedman DS, Lu H, et al.The epidemiology of age-related eye

diseases in Mainland China.Ophthalmic Epidemiol, 2007, 14 (6): 399-407.

9. Leasher JL, Lansingh V, Flaxman SR, et al.Prevalence and causes of vision loss in Latin America and the Caribbean: 1990-2010.Br J Ophthalmol, 2014, 98 (5): 619-628.

10. Schellini SA, Carvalho GM, Rendeiro FS, et al.Prevalence of diabetes and diabetic retinopathy in a Brazilian population.Ophthalmic Epidemiol, 2014, 21 (1): 33-38.

11. Stevens GA, White RA, Flaxman SR, et al.Global prevalence of vision impairment and blindness: magnitude and temporal trends, 1990-2010. Ophthalmology, 2013, 120 (12): 2377-2384.

12. Zhang X, Bullard KM, Cotch MF, et al.Association between depression and functional vision loss in persons 20 years of age or older in the United States, NHANES 2005-2008.JAMA Ophthalmol, 2013, 131 (5): 573-581.

13. Varma R, Vajaranant TS, Burkemper B, et al.Visual Impairment and Blindness in Adults in the United States: Demographic and Geographic Variations From 2015 to 2050.JAMA Ophthalmol, 2016, 134 (7): 802-809.

14. 赵家良.提高白内障手术率是中国防盲治盲的当务之急.中华医学杂志, 2013, 93 (47): 3729-3730.

15. Freeman EE, Roy-Gagnon MH, Samson E, et al.The global burden of visual difficulty in low, middle, and high income countries.PLoS One, 2013, 8 (5): e63315.

16. Zheng Y, Cheng CY, Lamoureux EL, et al.How much eye care services do

Asian populations need? Projection from the Singapore Epidemiology of Eye Disease (SEED) study.Invest Ophthalmol Vis Sci，2013，54（3）：2171-2177.

17. Kempen GI，Zijlstra GA.Clinically relevant symptoms of anxiety and depression in low-vision community-living older adults.Am J Geriatr Psychiatry，2014，22（3）：309-313.

18. He M，Abdou A，Ellwein LB，et al.Age-related prevalence and met need for correctable and uncorrectable near vision impairment in a multi-country study. Ophthalmology，2014，121（1）：417-422.

（王开杰　李　娜　整理）

白内障发病机制研究

3. 中国人先天性白内障的主要致病基因有待进一步挖掘

到目前为止，先天性白内障的发病机制尚未明确。随着研究的不断深入，先天性白内障致病分子机制逐渐被认识，遗传因素在先天性白内障发病过程中的作用越来越受到关注。研究表明，遗传因素占先天性白内障发病原因的50%，而具有遗传家族史者占1/3。先天性白内障表现为孟德尔遗传，在三种遗传方式中以常染色体显性遗传最为多见。截至目前，通过全基因组扫描与连锁分析的方法发现至少30个致病基因与先天性白内障有关，包括11个晶状体蛋白基因：*CRYAA*、*CRYAB*、*CRYBA1/A3*、*CRYBA2*、*CRYBA4*、*CRYBB1*、*CRYBB2*、*CRYBB3*、*CRYGC*、*CRYGD*、*CRYGS*；4个膜蛋白基因：*GJA3*、*GJA8*、*MIP*、*LIM2*；3个发育及转录因子基因：*PIX3*、*MAF*、*HSF4*；2

个细胞骨架蛋白基因：*BSFP1*、*BSFP2*；其他基因：*CHMP4B*、*EPHA2*、*NHS*、*WFS1*、*AGK*、*FYCO1*、*ABCA3*、*STX3*、*GALK1*、*COL4A1*。在已报道的基因突变中，晶状体蛋白基因突变约占 50%，膜蛋白基因约占 25%，而其他基因占 25%。然而，哪些基因是中国人群先天性白内障的主要致病基因目前尚不清楚。我们对 20 个先天性白内障家系进行系统地临床和遗传分析，首次发现 3 个 β- 晶状体蛋白基因突变与先天性白内障有关：*CRYBB2 V146M*、*CRYBB2 I21N*、*CRYBB1 R233H*，进一步证实晶状体蛋白在维持晶状体生理功能的重要作用，同时提示 β- 晶状体蛋白在中国人先天性白内障发病中占据重要地位，该成果已被《ARCH OPHTHALMOL-CHIC》作为封面文章发表。

4. 晶状体蛋白聚集是先天性白内障发病的重要特征及研究热点

晶状体蛋白是晶状体中的重要结构蛋白，与大部分蛋白相比，其最大特点是合成后即伴随人的一生，而不会被新陈代谢，因而其结构、稳定性对于维持晶状体的透明性和折光性能非常重要。一旦晶状体蛋白的保守序列发生突变将可能扰乱其结构，降低稳定性，从而使其丧失正常的功能，引发白内障。

各个晶状体蛋白基因突变的病情特征各异，对它们的致病分子机制研究进展不一。α- 晶状体蛋白具有分子伴侣活性，能修复晶状体中受损伤的分子，如果突变干扰了这种活性，也将导致白内障。在前期工作中，我们对传递 5 代的完全 / 核性 / 点状白内障家系进行研究，发现 CRYAA（R116H）突变，利用生物物理学方法首次阐明其致病分子机制，指出 116 位精氨酸被置换导致蛋白二级结构和四级结构发生改变，蛋白质稳定性下降；蛋白质疏水核心的暴露使得 CRYAA 蛋白易于聚集沉淀，最终引起 CRYAA 蛋白疏水性增加和分子伴侣活性的丧失。

国内外对 γ- 晶状体蛋白基因致病机制的研究相对较多，尤其是 CRYGD P23T 突变引起的蛋白质结构变化研究最为深入。Mackay 等发现 CRYGD P23T 突变导致细胞分泌的 CRYGD 蛋白聚集，并阐明聚集原因是脯氨酸的丢失破坏了蛋白表面的一个疏水相互作用表面，降低了蛋白的溶解性，然而对稳定性影响不大。有学者对 CRYGS（G18S）进行致病分子机制研究，发现虽然野生型和突变型蛋白具有相似的二级结构，但当作用于外界条件下（热、盐酸胍），突变型蛋白的稳定性明显下降，这与白内障进行性发展的特性是一致的。紫外线、氧自由基等是造成蛋白稳定性下降的重要因素，这些因素可导致突变体蛋白发生不可逆的损伤，而野生型蛋白则具备针对这些损伤的保护能力，可见深入探究外界因素对晶状体蛋白的结构和功能的影响，有利于发现先天性疾病对后天外界环境的易感性，从而为遗传性疾病的防治提供指导或借鉴。

β- 晶状体蛋白在人晶状体中通常组装成同聚体或异聚体的形式存在，同时也在晶状体以外组织高表达，提示 β- 晶状体蛋白除了作为晶状体结构蛋白以外还有其他重要的生理功能，因此其发病机制相对其他晶状体蛋白更为复杂。已有研究发现，*CRYBA1/A3 ΔG91* 突变降低蛋白质的溶解性及亚单位之间的相互作用，导致蛋白聚集；*CRYBB2 A2V* 突变降低了蛋白四聚体化的能力，促进了蛋白的聚集；*CRYBB2 Q155X* 突变改变蛋白的空间结构并降低蛋白的稳定性；*CRYBB2 V187M* 和 *R188H* 均促进蛋白的聚集，但机制有所不同，*R188H* 具有降低蛋白稳定性和调节聚集或纤维化进程的双重效应，而 *V187M* 仅有降低蛋白稳定性的作用，并进一步显示出 βB2- 晶状体蛋白 COOH 端在蛋白质稳定性、折叠和组装方面的重要性。

综上所述，蛋白结构的改变、溶解性的降低、蛋白相互作用网络的破坏、亚细胞定位的改变、应激敏感性的提高等，最终结果均导致编码蛋白稳定性的下降和蛋白的聚集。但是，晶状体蛋白错误折叠和聚集的分子机制目前尚不明确，深入了解聚集的形成机制对于解析先天性白内障的发生至关重要。已有研究发现，可能通过如下途径导致聚集体的形成：①直接降低蛋白质的溶解性；②降低蛋白质的稳定性；③通过分子间交联促进聚集的发生。因此，虽然多种因素均可导致先天性白内障的发生，但是晶状体蛋白质聚集被认为是先天性白内障发病的一个普遍特征和研究热点。

5. 先天性白内障致病机制研究思路呈现多样化

目前对于基因突变致病分子机制的研究思路主要是将突变基因体外表达并纯化，采用生物物理及生物化学方法检测蛋白的结构、稳定性、聚集和纤维化能力的改变，并检验蛋白功能是否受影响，可以给予致病机制最直接的证据，缺点是体外实验的结果可能不一定完全反映体内真实情况。部分研究利用真核细胞表达体系，研究突变蛋白在细胞内的分布以及分泌的蛋白聚集，但是不能深入研究突变体分子构象的变化，因而不能解释致病的直接原因。因此，对于体外研究一个比较好的策略是将这两种思路相结合，优势互补。

先天性白内障不论是遗传性还是非遗传性，均由异常蛋白质翻译所致，因此建立致病基因失活或突变的动物模型，从生物体整体水平分析表型变化，并研究所编码蛋白质的功能，可更加真实地了解其致病机制。目前已成功构建了三种晶状体蛋白基因敲除小鼠模型（*CRYAA*、*CRYAB* 及 *CRYBB2*），通过观察基因敲除小鼠生物学性状的改变，了解晶状体蛋白基因在晶状体发育中的作用。

相对于小鼠来说，斑马鱼具有发育快速、实验周期短、胚胎大而透明、易于操作与观察、易饲养且繁殖力强等特点，并且斑马鱼眼球相对伸长较大，在受精后 10 小时即可出现反应，72 小时眼球及晶状体达到正视，视网膜电流图可被检测到。更为重要的是同脊椎动物眼一样具有高度的进化保守性。因此，斑马鱼模型目前成为人眼部遗传性疾病机制研究的另一种重要的模式动物。通过吗啉环寡聚核苷酸（morpholino，MO）阻断目的基因的翻译过程，引起基因功能丢失（gene knockdown），从而确定该基因在胚胎发育中的作用。该方法已广泛用于眼科常见眼病的发病机制研究，如视网膜色素变性、黄斑变性及角膜营养不良等，并且也用于晶状体发育生物学研究。因此，斑马鱼模型可为先天性白内障发病机制的研究提供一种新的思路。

6. 老年性白内障形成原因复杂，机制尚未完全清楚

白内障的发病机制较为复杂，是机体内外各种因素对晶状体长期综合作用的结果。晶状体处于眼内液体环境中，任何影响眼内环境的因素，如老化、遗传、代谢异常、外伤、辐射、中毒、局部营养障碍以及某些全身代谢性或免疫性疾病，都可以直接或间接破坏晶状体的组织结构，干扰其正常代谢而使晶状体混浊。流行病学研究表明，紫外线照射、糖尿病、高血压、心血管疾病、机体外伤、过量饮酒及吸烟等均与白内障的形成有关。

美国学者的研究结果证实，日照时间长的地区白内障摘除率比日照时间短的地区明显增加，尤其是在长波紫外线光照长的地区，地理位置和白内障的发生率明显相关，即随着纬度的减少，白内障大幅度增加。这是因为长波紫外线可以穿通角膜被晶状体吸收而引起晶状体核光化学损伤，影响蛋白的正常合成，致晶状

体混浊。2011 年一份来自希腊的病例对照研究显示，吸烟史（含已戒除）、冠心病病史、遗传性眼病家族史、在海滨或工作环境中较多暴露于阳光都会明显增加白内障的发生。

临床上将老年性白内障分为皮质性（cortical cataract）、核性（nuclear cataract）和后囊下性（posterior subcapsular cataract）三种类型。目前针对各类型的老年性白内障的发病机制也有所探讨。

（1）皮质性白内障

多量的日光暴晒一直被认为会明显增加皮质性白内障的发生率，但是在其他类型的白内障发生中的作用不是很明显。而日光下戴遮阳帽或太阳镜可以有效减少组织损害的发生。

（2）核性白内障

与饮食条件差、社会经济地位低、无专业技术和低文化教育水平因素有关。2011 年，美国国立眼科研究所（NEI）进行的"年龄相关性眼病研究（Age-Related Eye Disease Study，AREDS）"显示：年龄的增长与核性白内障的增长显著相关，而女性性别与之的显著关联性呈临界状态。

（3）后囊下性白内障

有研究已经证实，糖尿病患者发生皮质性和后囊下性白内障的概率高。不过，血糖控制良好的糖尿病患者与非糖尿病患者在年龄相关性白内障的发生概率上很接近。

近年来，国内外学者通过多种实验手段、不同层面、多个角度针对白内障发病机制展开了大量的研究，并取得了一定的成果，但仍未达成共识。

（1）晶状体蛋白方面的研究

晶状体中90%以上的晶状体蛋白由 α- 晶状体蛋白、β- 晶状体蛋白和 γ- 晶状体蛋白组成。研究表明，α- 晶状体蛋白是晶状体中重要的蛋白成分，又具有重要的分子伴侣功能，其特有的分子伴侣活性对各种致病因素造成的晶状体蛋白非特异性凝集具有抑制作用，其活性功能的减弱或丧失可能与白内障的发病密切相关。

（2）氧化损伤方面的研究

流行病学调查表明，晶状体老化与自由基有关。在生理情况下产生的自由基受抗自由基系统的制约，当体内外其他因素的影响使平衡破坏，导致自由基生成增多，局部浓度过高，通过影响脂类、蛋白质、核酸的代谢而产生对晶状体损伤的作用。自由基在晶状体中的生成途径主要有以下几种：①自发产生或自然氧化；②代谢（异常）中的氧化或酶促生成；③紫外线及可见光的辐射作用；④环境中的某些毒物如锄草剂（百草枯）等作用于细胞，可产生活性氧自由基，某些化学制剂如阿霉素、亚硒酸钠等可使氧自由基过量产生，导致氧化应力过强而诱导白内障；⑤吸烟也可使晶状体中的自由基生成增多。

（3）晶状体生物化学方面的研究

①晶状体内微量元素的变化可能是老年性白内障形成的直接

原因。晶状体内的糖可与晶状体蛋白发生非酶促的糖化反应，使晶状体蛋白交联变性，导致糖尿病性和老年性白内障形成；②已有相关实验证实，晶状体上皮细胞的凋亡与老年性白内障的发生密切相关；③晶状体中免疫活性改变有可能促进白内障的形成。

参考文献

1. Nie WY，Wu HR，Qi YS，et al.A pilot study of ocular diseases screening for neonates in China.Zhonghua Yan Ke Za Zhi，2008，44（6）：497-502.

2. Kalua K，Patel D，Muhit M，et al.Causes of blindness among children identified through village key informants in Malawi.Can J Ophthalmol，2008，43（4）：425-427.

3. Pehere NK，Chandrasekhar G，Kekunnaya R.The critical period for surgical treatment of dense congenital bilateral cataracts.J AAPOS，2009，13（5）：527-528，author reply 528.

4. Lloyd IC，Ashworth J，Biswas S，et al.Advances in the management of congenital and infantile cataract.Eye（Lond），2007，21（10）：1301-1309.

5. Francis PJ，Berry V，Bhattacharya SS，et al.The genetics of childhood cataract.J Med Genet，2000，37（7）：481-488.

6. 胡姗姗.先天性白内障致病基因研究进展.中华实验眼科杂志，2015，33（6）：568-572.

7. Berry V，Gregory-Evans C，Emmett W，et al.Wolfram gene（WFS1）mutation causes autosomal dominant congenital nuclear cataract in humans.Eur J Hum

中国医学临床百家

Genet，2013，21（12）：1356-1360.

8. Chen J，Ma Z，Jiao X，et al.Mutations in FYCO1 cause autosomal-recessive congenital cataracts.Am J Hum Genet，2011，88（6）：827-838.

9. Reis LM，Tyler RC，Muheisen S，et al.Whole exome sequencing in dominant cataract identifies a new causative factor，CRYBA2，and a variety of novel alleles in known genes.Hum Genet，2013，132（7）：761-770.

10. Aldahmesh MA，Khan AO，Mohamed JY，et al.Identification of a truncation mutation of acylglycerol kinase（AGK）gene in a novel autosomal recessive cataract locus.Hum Mutat，2012，33（6）：960-962.

11. Wang KJ，Wang BB，Zhang F，et al.Novel beta-crystallin gene mutations in Chinese families with nuclear cataracts.Arch Ophthalmol，2011，129（3）：337-343.

12. Zigler JS Jr，Zhang C，Grebe R，et al.Mutation in the βA3/A1-crystallin gene impairs phagosome degradation in the retinal pigmented epithelium of the rat.J Cell Sci，2011，124（Pt 4）：523-531.

13. Reddy MA，Bateman OA，Chakarova C，et al.Characterization of the G91del CRYBA1/3-crystallin protein：a cause of human inherited cataract.Hum Mol Genet，2004，13（9）：945-953.

14. Xu J，Wang S，Zhao WJ，et al.The congenital cataract-linked A2V mutation impairs tetramer formation and promotes aggregation of βB2-crystallin.PLoS One，2012，7（12）：e51200.

15. Liu BF，Liang JJ.Interaction and biophysical properties of human lens Q155* betaB2-crystallin mutant.Mol Vis，2005，11：321-327.

16. Zhang K, Zhao WJ, Leng XY, et al.The importance of the last strand at the C-terminus in βB2-crystallin stability and assembly.Biochim Biophys Acta, 2014, 1842 (1): 44-55.

17. Moreau KL, King JA.Protein misfolding and aggregation in cataract disease and prospects for prevention.Trends Mol Med, 2012, 18 (5): 273-282.

18. Wang KJ, Wang S, Cao NQ, et al.A novel mutation in CRYBB1 associated with congenital cataract-microcornea syndrome: the p.Ser129Arg mutation destabilizes the βB1/βA3-crystallin heteromer but not the βB1-crystallin homomer.Hum Mutat, 2011, 32 (3): E2050-E2060.

19. Glass AS, Dahm R.The zebrafish as a model organism for eye development. Ophthalmic Res, 2004, 36 (1): 4-24.

20. Fadool JM, Dowling JE.Zebrafish: a model system for the study of eye genetics.Prog Retin Eye Res, 2008, 27 (1): 89-110.

21. Chograni M, Alkuraya FS, Ourteni I, et al.Autosomal recessive congenital cataract, intellectual disability phenotype linked to STX3 in a consanguineous Tunisian family.Clin Genet, 2015, 88 (3): 283-287.

22. Chacon-Camacho OF, Buentello-Volante B, Velázquez-Montoya R, et al.Homozygosity mapping identifies a GALK1 mutation as the cause of autosomal recessive congenital cataracts in 4 adult siblings.Gene, 2014, 534 (2): 218-221.

23. Xia XY, Li N, Cao X, et al.A novel COL4A1 gene mutation results in autosomal dominant non-syndromic congenital cataract in a Chinese family.BMC Med Genet, 2014, 15: 97.

24. Chen P, Dai Y, Wu X, et al.Mutations in the ABCA3 gene are associated with cataract-microcornea syndrome.Invest Ophthalmol Vis Sci, 2014, 55 (12): 8031-8043.

25. Schellini SA, Carvalho GM, Rendeiro FS, et al.Prevalence of diabetes and diabetic retinopathy in a Brazilian population.Ophthalmic Epidemiol, 2014, 21 (1): 33-38.

26. Prokofyeva E, Wegener A, Zrenner E.Cataract prevalence and prevention in Europe: a literature review.Acta Ophthalmol, 2013, 91 (5): 395-405.

（郝晓琳　程　杰　王开杰　整理）

白内障术前的视觉质量评估

7. 视力检查不能只查裸眼远视力

视力是从器官水平上描述视觉系统的功能情况，是外界物体通过视觉器官反映到大脑皮质视中枢后的综合感觉，是所有眼科患者必须进行的基础检查之一。白内障患者出现无痛性、渐进性视力下降是最常见、最典型的临床表现，每一位白内障患者术前都应完善视力检查。视力检查不能只查裸眼远视力，要进行完整的基础视力检查，包括：远距离（5m）、近距离（33cm）的裸眼视力及最佳矫正视力，还可进行中距离（60cm）裸眼视力及最佳矫正视力等更完善的检查。

目前临床使用最广泛的视力表为标准对数视力表（Snellen视力表），其每行视标数目相同，视标之间距离成比例，行与行之间视标的大小以对数形式递减，但由于在相同视角下字母间可辨认的程度不等，存在一定缺陷。科研工作中最常用的是早期糖尿病视网膜病变治疗研究（early treatment diabetic retinopathy study，ETDRS），是在最小分辨角的对数（logMAR）视力表基础上加以改进，以视角的对数形式表示，其特异性和敏感性均优于标准视力表，故在临床工作中亦推荐应用 ETDRS 视力表进行视力检查。

因日常生活中患者常常要求能够阅读报纸、手机等，而非单纯的字母，近年来阅读视力的概念逐渐受到人们的重视。阅读视力（reading acuity，RA）是指被检查者能够阅读的最小字体大小，是一种更为复杂的视功能。阅读视力除反映眼部的光学结构外，还包括视网膜的功能，以及眼球的固定或运动等。根据不同的阅读类型划分，阅读视力表分为非连续文本阅读视力表和连续文本阅读视力表。非连续文本阅读视力表又称为词汇阅读视力表，由单个的、可读性相似的不相关单词组成，1979 年由 Bailey 等首次设计而成，起初用于测量被检查者的近视力，而后 Jaeger 设计了连续文本组成的阅读视力表，但上述两者仅包含可以阅读的最小字体大小，不能反映阅读状态。Legge 等在研究字体对阅读速度的影响时发现，在一定的字体大小范围内，阅读速度不受字体大小限制而达到一个平台期，从而提出了阅读视力、最大阅读速度及临界字体大小的概念，并称之为阅读参数。目前用于检查患者阅读视力和阅读速度的视力表主要有 Radner 阅读视力表和 MNREAD 视力表等，多是由字数相同的独立简单句组成，对于评价被检查者的较长文章阅读能力不够精确。快速序列视觉呈现

（rapid serial visual presentation）和闪存卡法（flashcard method）是通过显示器播放，可以借助网络实现远程测试的检测方法。前者是单个文字独立、连续地出现在显示器屏幕的相同位置，每个文字播放前屏幕会出现XXXX，干扰被检查者的注视点；后者是多个小段文章，考虑到人在正常阅读状态下的眼球运动，更为可靠。由王晨晓等设计的《中文阅读视力表》于2011年4月出版，可用于检测真实阅读状态下的视觉功能，其设计原理包含视敏度（visual acuity）的科学测量，同时基于汉字阅读和构成的科学规律，可用于白内障术前及术后的阅读视力检查。

另外，白内障术前需要进行的另一项检查为激光干涉条纹视力（laser interference fringe visual acuity，IVA），其原理是利用激光的相干特性，用小型氦氖激光经平行平板玻璃片反射而产生的两道相干光，通过裂隙灯聚焦进入瞳孔，使其在视网膜上产生粗细可调的干涉条纹，按被检查者所能分辨的最细条纹折算视力。在屈光间质有混浊时，如能找到两点透明部分即可用此法测定，预测白内障手术后可获得的视力。如被检查者能分辨出最小条纹间隔相当于1′视角，则说明所检视网膜功能正常。若晶状体混浊较严重，干涉视力仪预测到的视力会较术后视力差。

白内障术前进行完善的视力检查，包括各距离裸眼与矫正视力以及阅读视力，可以全面了解被检查者的视功能状态，同时利用激光干涉条纹视力检查可以预测术后视力，对于选择手术时机很有必要。

8. 对比敏感度是客观评价视觉质量的重要指标

对比度是指一幅图像中明暗区域最亮的白和最暗的黑之间不同亮度层级的测量，差异范围越大代表对比越大，差异范围越小代表对比越小。白色越亮、黑色越暗，对比度就越高。对比度阈值是人眼能区分出物体与其背景之间的最小亮度差异，而对比敏感度（contrast sensitivity，CS）是对比度阈值的倒数，CS=1/ 对比度阈值。

在某一空间频率，视觉系统有一定的 CS；反之，在同一对比度，视觉系统有一定的空间频率分辨力（形觉）。将不同的空间频率（即一定的视角内明暗相同的条纹数目不同）作为横坐标，将条纹与空白之间亮度的对比作为纵坐标，即将视角与对比度结合起来，测定人眼对各种不同空间频率的图形所能分辨的对比度，得出对比敏感度函数（contrast sensitivity function，CSF）。

人眼的视敏度主要体现在 CS 的高频区，推测可能代表集中于黄斑中央部位的 X 细胞通道功能，视觉对比度主要体现在低频区，推测可能代表周边视网膜的 Y 细胞通道功能，视觉对比度和中心视力的综合情况主要体现在中频区。

目前认为白内障会增加眼内光散射，使视网膜成像对比度下降，引起 CS 下降。CS 的改变与晶状体混浊的部位、密度、瞳孔大小及白内障类型等有关。混浊越靠近视轴对其影响越大，瞳孔大时，周边混浊影响大，瞳孔小时，中央混浊影响大，混浊越致密 CS 下降越明显。国内外最新研究发现，后囊下型白内障引起 CS 在全频段明显下降，皮质性白内障引起 CS 在高空间频率范围下降，核性白内障早期不出现 CS 下降，后期可致中、高空间频率范围下降。后囊下型白内障较其他类型白内障发生时间更早，患者年龄偏小，主观视觉质量相对更差。

眩光是指当眼睛面对耀眼的光线时，视网膜的敏感性全部或部分降低，从而影响眼对目标分辨能力的一种现象，由杂射光在眼内散射引起，眩光可以分为不适眩光或失能眩光，前者不影响分辨力，但会出现视疲劳等不适；后者会引起成像的对比度下降，影响分辨力。眩光敏感度（glare sensitivity，GS）是用于检测杂射光在眼内的光散射引起的 CS 下降效应。正常人出现眩光与光照强度无关，而白内障患者在光照强度减弱时，眩光明显增加。在眩光条件下，皮质性白内障患者在各频区均表现为 CS 下降，较后囊下白内障明显，而核性白内障在眩光条件下没有明显下降。

近来有学者对 CS 的多种检查方法进行比较，发现 Cambridge、Vistech、FACT、CSV-1000、Regan、Pelli-Robson 及 Mars 等各种检查方法各有利弊，其中 Pelli-Robson 和 Mars 字母表应用方便且可靠性好，但其结果受光线、反射甚至被检查者能否识别字母等因素影响；利用光栅检查的方法可以消除语言和知识水平的影响，但可重复性较差。目前仍缺乏一种更完善的 CS 的检查方法，可以有效精确测量 CS 峰值，可靠性好，并且不受语言限制。

CS 是反映形觉功能的重要指标，是在视角和对比度结合的基础上测定人眼对不同空间频率的图形分辨能力，用于全面评价视觉功能的空间频率感觉程度，而视力表视力其实是在对比度100%下所测得的对比敏感度函数上的一点。故对于临床工作中视力表视力好而主诉视功能差的患者需进行 CS 检查，对于感觉夜间开车影响大的患者尤其注意眩光敏感度的测定。

9. 波前像差在白内障手术中的应用

光线是一种行进的电磁波，波前是指光波的连续性的同相表面，像差是指光学系统中的成像缺陷。人眼作为复杂的光学系统，并非理想的光学系统，当瞳孔直径相对较小（≤ 2mm）时，主要是衍射限制人眼光学性能；当瞳孔直径较大（≥ 3mm）时，限制人眼视觉质量的主要因素是像差。人眼产生像差原因是多方面的，包括各屈光面固有的成像缺陷、调节时的动态变化和各屈光面间的相互影响等。

角膜前表面不是理想的球面，确切地说是非球面。角膜中央4mm 区域近似球形，因而产生球差。角膜顶点处较陡，边缘部较扁平，角膜顶点并不总在角膜的几何中心，常偏下偏颞侧，不规则角膜的顶点偏离几何中心可达 2mm 以上。角膜存在不对称性和表面不规则性还表现在角膜各部分的厚度和曲率半径在各测量点上并不一致。

晶状体前表面较平坦，可抵消 80% 的角膜球差，但晶状体前表面并不平滑，并且随年龄增加，晶状体厚度增加，出现核不同程度硬化，各部位屈光指数不一致，亦存在不对称性和表面不规则性。另外，玻璃体的变性、液化、混浊、后脱离等，泪膜的不均匀和不稳定，房水的改变，高度近视患者的视网膜形态变化等均会造成成像缺陷。

人眼发生调节时，角膜屈光力可增加 0.6D ～ 0.7D。晶状体的调节变化，除晶状体屈光力发生改变外，还可有 X、Y、Z 轴的变化。加之角膜和晶状体的光学中心不一致，两者与光线入瞳中心不一致，光轴和视轴本身的偏差等均会产生像差。

波前像差（wavefront aberration）是由实际波前和理想的无偏差状态的波前之间的偏差来定义，用两者之间的距离来描述其大小。波前像差包括低阶像差和高阶像差，低阶像差包括近视、远视、散光，高阶像差又分为球差（spherical aberration，SA）、彗差（coma）、三叶草、不规则散光等。波前像差可用 Zernike 系数进行量化描述，常用的为 Zernike 多项式，通过计算每一项波前像差的成分均方根（RMS）值，得到该眼整体波前像差的 RMS。1 阶、2 阶是低阶像差，包括 X 和 Y 轴的倾斜、离焦（近视和远视）、散光，在常规验光中可用球镜度、柱镜度、散光轴表示。3 阶以上为高阶像差，其包括彗差，4 阶像差包括球差等，5 阶像差包括次级彗差等，6 阶像差包括次级球差等。其中以 3 阶、4 阶像差对视觉质量影响较大，高阶像差用常规的验光手段无法测量。

目前临床上可采用客观或主观像差仪来测量波前像差。客观检测法，如 Hartmann-Shack 波前感受器、Tscherning 波前感受器和视网膜轨迹追踪技术等；主观检测法，即心理物理检查。这两种测量方法都是基于光路追踪理论，即整合进入人眼瞳孔中的列阵光线斜率，重现波前像差平面。

Hartmann-Schack 波前像差感受器是将氦氖激光器产生的一细窄激光束（785nm）经过声光学调制器、空间滤波器、光栅、人工瞳孔及一系列透镜聚焦在衍射限制的视网膜上，从视网膜反射出来的偏振光通过偏振裂隙并经过透镜成像在 CCD 相机上。通过测量每一个点从其相应透镜组光轴的偏离，推断出相应的像差。测量的波前畸变可以在入瞳处也可以在出瞳处测量，并与理想波前比较，并通过 Zernike 多项式进行表达。使用这种方法可以得到客观的人眼像差的测量结果，但准确性低，重复性差。因其使用了出射式光路，光线在黄斑部穿透深。

Tscherning 波前感受器优点是以可见光进行测量，对于中心凹穿透低，患者可以看到自己的像差，使用了入射式光路。由于在像差较大情况下存在点的交叉，故检测的屈光度范围仅在 +6.0D ～ −10.0D，中央岛、偏中心、不规则散光等均不能获取有效资料。另外缺少角膜中心数据，对于散射敏感。

心理物理方法检查速度慢，但准确性高，主要利用空间分辨折射仪。其设计原理是，假如人眼处于衍射的极限时，聚焦在无穷远，那么，无穷远的点光源通过瞳孔的不同区域进入眼内，将聚集在视网膜的同一点上，而当像差存在时则不能聚焦于同一点上，该点光源的像是一朦像。通过测定光线在瞳孔各点的角度偏移而得出该点的像差。这种方法的优点是可以在调节状态下测量人眼的波前像差，不需要散瞳，且不受屈光间质混浊的限制。

波前像差对于白内障患者的临床应用主要包括以下方面。

（1）对于视力表视力好，但主诉视功能差的患者，波前像差检查可以发现眼内像差异常。如皮质性白内障存在不对称混浊导致彗差增加，核性白内障存在中心对称性混浊导致球差增加，两者会导致四叶草像差增加等。应用波前像差检查可以观察早期晶状体混浊变化，利于白内障早期诊断和手术时机的选择。

（2）对于白内障术后视力检查较好，而主观视觉质量较差的患者，波前像差检查有助于原因分析。如是否为角膜或眼内的高阶像差增大，包括人工晶状体（intraocular lens，IOL）植入造成球差改变和（或）手术切口引起的彗差改变等。

（3）对白内障视觉质量进行定量分析，对不同手术方式或不同晶状体类型进行临床研究，进一步改进手术方式，优化选择晶状体类型，以改善患者的术后视觉质量。如对于瞳孔较大患者及夜间活动较多的患者，应用角膜球差引导的个性化非球面 IOL 植入，可以部分改善视觉质量等。

（4）波前像差中角膜球差的理论已应用于人工晶状体制作工艺中，如 Tecnis Z9000（球差为 −0.27μm）、AcrySof IQ（球差

为 –0.20μm)、SofPort AO（球差为 0μm)、Acri.Smart36A（球差为 –0.26μm)、Canon Staar KS 3Ai（球差为 –0.18μm）等一系列非球面人工晶状体，其设计原理主要是改良、延长前表面，使周边部曲线变平缓，屈光率降低。有研究回顾分析了 32 篇多种非球面人工晶状体术后的波前像差及 CS 研究，发现与球面人工晶状体相比，非球面人工晶状体对球差、总高阶像差有明显改善，而彗差、三叶草则无明显差异。

需要注意的是，各种仪器设计原理不同，测量结果不能互换使用。因此，临床必须采用同一种像差仪器对患者进行术前评估、手术引导及术后评估。

10. 选择合适的人工晶状体可提高术后立体视觉

双眼立体视觉是指外界的物象分别落在双眼视网膜对应点上，引起神经兴奋沿视觉知觉系统传入大脑，枕叶皮质视觉中枢把来自双眼的视觉信号经分析，综合成一个完整的具有立体感知觉印象的过程。

对于双眼白内障的患者，近年来提出双眼人工晶状体混合搭配治疗方案，用于满足不同生活方式所产生的个性化视觉需求。即为患者主视眼植入远视力较好的折射型人工晶状体，非主视眼植入近、中视力较好的衍射型或可调节型人工晶状体，从而在一定程度上为患者提供双眼较好的远、近视力，尤其是能够矫正老视的中程视力，以提高双眼立体视觉功能。有研究证实，合理混合搭配选择人工晶状体，可以产生较好的中间视力及全程视力，提高景深和 CS，从而改善术后视觉质量。

参考文献

1. Kaiser PK.Prospective evaluation of visual acuity assessment：a comparison of snellen versus ETDRS charts in clinical practice （An AOS Thesis）.Trans Am Ophthalmol Soc，2009，107：311-324.

2. Subramanian A，Pardhan S.The repeatability of MNREAD acuity charts and variability at different test distances.Optom Vis Sci，2006，83（8）：572-576.

3. Alió JL，Plaza-Puche AB，Piñero DP，et al.Optical analysis，reading performance，and quality-of-life evaluation after implantation of a diffractive multifocal intraocular lens.J Cataract Refract Surg，2011，37（1）：27-37.

4. Gustav Öquist，Mikael Goldstein.Towards an improved readability on mobile devices：evaluating adaptive rapid serial visual presentation.Interacting with Computers，2003，15（4）：539-558.

5. Bal T，Coeckelbergh T，Van Looveren J，et al.Influence of cataract morphology on straylight and contrast sensitivity and its relevance to fitness to drive. Ophthalmologica，2011，225（2）：105-111.

6. 黄静.年龄相关性白内障患者术后视觉功能的评价.中华实验眼科杂志，2011，29（4）：377-380.

7. 王涛.眼内散射光及对比敏感度检查在白内障患者真实视觉质量评估中的意义.国际眼科杂志，2015，15（2）：295-297.

中国医学临床百家

8. Shandiz JH，Derakhshan A，Daneshyar A，et al.Effect of cataract type and severity on visual acuity and contrast sensitivity.J Ophthalmic Vis Res，2011，6（1）：26-31.

9. Richman J，Spaeth GL，Wirostko B.Contrast sensitivity basics and a critique of currently available tests.J Cataract Refract Surg，2013，39（7）：1100-1106.

10. Maeda N.Clinical applications of wavefront aberrometry—a review.Clin Exp Ophthalmol，2009，37（1）：118-129.

11. Kuroda T，Fujikado T，Maeda N，et al.Wavefront analysis in eyes with nuclear or cortical cataract.Am J Ophthalmol，2002，134（1）：1-9.

12. Schuster AK，Tesarz J，Vossmerbaeumer U.Ocular wavefront analysis of aspheric compared with spherical monofocal intraocular lenses in cataract surgery：Systematic review with metaanalysis.J Cataract Refract Surg，2015，41（5）：1088-1097.

13. 蒋永祥，卢奕.现代视功能检查在微创白内障手术中的应用意义.中国眼耳鼻喉科杂志，2012，12（3）：145-148.

14. Rawer R，Stork W，Spraul CW，et al.Imaging quality of intraocular lenses.J Cataract Refract Surg，2005，31（8）：1618-1631.

15. Kawamorita T，Uozato H.Modulation transfer function and pupil size in multifocal and monofocal intraocular lenses in vitro.J Cataract Refract Surg，2005，31（12）：2379-2385.

16. 季樱红，卢奕，汪琳，等.两种常用衍射型多焦点人工晶状体的视觉评估.中华眼科杂志，2010，46（8）：679-685.

17. 谭亮章，张红，田芳，等.非球面多焦点散光矫正型人工晶状体植入术后患者的视觉质量.眼科新进展，2015，35（9）：861-865.

18. Bellucci R，Morselli S，Piers P.Comparison of wavefront aberrations and optical quality of eyes implanted with five different intraocular lenses.J Refract Surg，2004，20（4）：297-306.

19. Charman WN.Wavefront technology：past，present and future.Cont Lens Anterior Eye，2005，28（2）：75-92.

20. Kamiya K，Umeda K，Kobashi H，et al.Effect of aging on optical quality and intraocular scattering using the double-pass instrument.Curr Eye Res，2012，37（10）：884-888.

21. Lacmanović-Loncar V，Pavicić-Astalos J，Petric-Vicković I，et al.Multifocal intraocular "mix and match" lenses.Acta Clin Croat，2008，47（4）：217-220.

22. Goes FJ.Visual results following implantation of a refractive multifocal IOL in one eye and a diffractive multifocal IOL in the contralateral eye.J Refract Surg，2008，24（3）：300-305.

23. Hütz WW，Bahner K，Röhrig B，et al.The combination of diffractive and refractive multifocal intraocular lenses to provide full visual function after cataract surgery.Eur J Ophthalmol，2010，20（2）：370-375.

24. Gunenc U，Celik L.Long-term experience with mixing and matching refractive array and diffractive CeeOn multifocal intraocular lenses.J Refract Surg，2008，24（3）：233-242.

（张　丛　整理）

人工晶状体的设计与选择

11. 单焦点人工晶状体仍然是国内植入最多的类型

世界上第一例 IOL 植入术由英国医师 Ridley 于 1949 年实施，该型 IOL 为后房型。尽管 Ridley IOL 植入术后后发性白内障、虹膜炎、继发性青光眼等并发症较多，但该手术将白内障手术提升到了一个全新阶段，即白内障摘除术联合 IOL 植入术。随着科技的发展，IOL 的材料、设计、功能等均在不断地创新与完善，其适应证和手术理念亦不断更新。目前，IOL 从改善视觉功能上可分为单焦点 IOL（single focus intraocular lens，SIOL）、多焦点 IOL（multifocal intraocular lens，MIOL）、可调节 IOL（accommodating intraocular lens，AIOL）、复曲面 IOL（Toric intraocular lens，TIOL）、有晶状体眼人工晶状体（phakic intraocularlens，P-IOL）、眼内接触镜（implantable contact lens，ICL）等。此外，上述一些 IOL 融入了非球面设计、蓝光滤过等技术，在一定程度上改善了 IOL 植入患者术后的视觉质量。

SIOL 是最早的一种 IOL，也是目前大多数白内障手术仍采用的一种 IOL。SIOL 不仅能够矫正白内障术后无晶状体的高度屈光不正状态，并且对于高度近视患者还可减少视网膜脱落的发生。Chew EY 等证实，合并老年性黄斑变性（age-related macular degeneration，AMD）的白内障患者在白内障摘除联合 IOL 植入术后，其视觉质量亦显著改善。但 SIOL 的植入仅能解决患者的视远问题，患者视近仍需辅助配戴近视眼镜。有学者尝试用单眼视设计的理念弥补 SIOL 的单焦点缺陷，即患者双眼植入 SIOL 后，一眼用于看近，一眼用于看远。术后视觉效果提示，单眼视设计的 IOL 植入患者能同时获得良好的裸眼远、近视力以及正常的近立体视功能，而远立体视功能受到一定影响；同时，鉴于 SIOL 的单焦点设计，患者术后中间视力仍然欠佳。

12. 非球面设计、蓝光滤过等技术在一定程度上改善了术后的视觉效果

在正常眼中，晶状体的负球差可以弥补角膜的正球差，使人眼的总球差处于一个较低的水平。随着年龄的增长，绝对值减小的晶状体负球差对相对稳定的角膜正球差的弥补作用减弱，导致人眼的总球差增高、视觉质量下降。目前常用的传统单焦 IOL 为等凸双球面的表面设计，存在正球差；在角膜本身正球差的基础上，植入此种 IOL 进一步增加了人眼的总球差，影响了术后视

觉质量。患者出现眩光、夜间视力差、视物变色等症状。非球面
IOL 正是基于此问题而产生的。非球面 IOL 包括本身为负球差和
本身为零球差两种 IOL。前者能够明显减小 IOL 眼的球差，能够
提高术后低、中对比度视力，尤其适用于对夜间视力要求高的患
者。然而该类 IOL 改善术后视觉质量的效果可因 IOL 偏心、倾
斜而减弱：Holladay 等证实本身为负球差的非球面 IOL 必须放置
在倾斜度＜ 7°、中心偏位＜ 0.4mm 的范围内，否则 IOL 眼会因
高阶像差增大而影响视网膜成像质量。需要注意的是，此类 IOL
受到角膜形状及瞳孔大小和位置的影响。本身为零球差的非球面
IOL 不改变人眼的固有球差，因此从理论上可为患者带来更好的
视野深度。相对于负球差 IOL，其受 IOL 偏心、倾斜的影响更
小，亦有研究证实其在瞳孔较小（≤ 5mm）情况下的视觉质量
优于前者。非球面 IOL 目前面临的一大重要问题是不能根据每例
患者的角膜球差设计个性化非球面 IOL。总之，非球面 IOL 在光
学性能上更接近于自然晶状体，可以为患者带来更好的术后视觉
效果。但是，术者在术前应慎重询问病史并认真检查以排除角膜
屈光手术史、囊袋不完整或位置异常、瞳孔偏位或不能散大的患
者，并考虑手术切口对角膜球差的影响。

此外，随着年龄增长，晶状体逐渐变黄，可以滤过全部紫
外线（波长＜ 400nm）和可见蓝光（波长 400 ～ 500nm）。但在
白内障手术后，就会失去这种保护作用。Sparrow JR 等揭示了
蓝光视网膜损害的机制：视网膜色素上皮细胞（retinal pigment

epithelium，RPE）中随年龄增长而堆积的脂褐质的疏水成分 A2E 可被蓝光激活，释放自由基，使脂质过氧化，DNA 断裂，最终导致 RPE 细胞的凋亡。蓝光引起的氧化反应对 RPE 的损害主要表现在光感受器萎缩、视力损害和"地图状萎缩"，这对于 AMD 来说是一个重要的危险因素。蓝光滤过型 IOL 阻挡了短波蓝光，可以减少或延缓 AMD 的发生，防止其在眼内散射而造成的眩光，并可增加物体与背景之间的对比，使视网膜生理反应增强，因而患者感到物体的亮度增强。研究证实蓝光滤过型 IOL 较普通 IOL 能够提供较好的低对比度视力和暗环境下的 CS，笔者亦发现植入蓝光滤过型 IOL 的患者术后蓝视及眩光现象较少。

13. 尽管 MIOL 存在一些视觉质量问题，但对于适合植入的患者而言仍不失为一种较好的选择

近年来，白内障手术已由单纯的复明性手术逐渐转变为追求完美视觉质量的屈光性手术。传统的单焦点 IOL 植入后虽然能够提供良好的远视力，但由于缺乏调节力，光线通过 IOL 折射后仅能聚集于一个焦点，患者术后仍需依赖眼镜满足不同工作距离的需求，从而给工作和生活带来了诸多不便。如上所述，虽然"单眼视"技术在一定程度上满足了患者视远、视近的需求，但仍存在预测困难、立体视缺乏等问题。为解决患者的全程视力问题，MIOL 应运而生。由于其独特的光学设计，既可以看远，又可以看近，患者术后脱镜率大大提高。

MIOL 的共同设计特点是其光学部均由不同屈光度的同心区域构成，分别负责视远和视近时光线的聚焦。根据同时知觉原理，当远近光线聚焦于视网膜上的屈光力之差达到 3.0D 以上时，则大脑皮质不能将两个物象融合，而是进行选择性抑制，即选择清晰的物象，抑制模糊的物象。MIOL 根据光学成像原理主要分为折射型、衍射型、折射衍射混合型 3 大类。

（1）折射型 MIOL

其光学部前表面由 2 ～ 5 个屈光力不同的环形光学区域构成，后表面为光滑球面，光学面的不同区域有不同的屈光力。根据光的折射原理，光线经 MIOL 上不同屈光力的光学区域折射后形成广泛的、由远到近的焦点范围，而其近焦点屈光力的大小则由附加度数决定。该类 MIOL 的代表性产品有美国 AMO 公司的 Array 系列、ReZoom 系列，英国 Rayner 公司的 M-flex 系列和法国 IOLTECH 公司的 MF4 型 IOL。

（2）衍射型 MIOL

根据 Huygens-Fresnel 衍射原理设计，其光学部前表面为光滑球面，后表面排列有 20 ～ 30 个同心圆性质的显微坡环，环间距为 0.06 ～ 0.25mm。这些显微坡环具有衍射功能，使进入眼内的光线同时形成两个能量、强度相等或不等的焦点，即同时形成远、近两个焦点。而近焦点屈光力的大小则由显微坡环本身的高度以及坡环间距离的大小决定。该类 MIOL 的代表性产品有美国 AMO 公司的 Tecnis MIOL、811E 型 MIOL 和美国 3M 公司的

834LE/815LE 型 MIOL。

（3）折射衍射混合型 MIOL

该类 MIOL 同时利用了 Huygens-Fresnel 衍射原理和折射原理，其光学部中央为衍射型设计，周边为折射型设计。该类 MIOL 的代表性产品有美国 Alcon 公司的 ReSTOR SA60D3 型和 IQ ReSTOR 系列。

大量的临床研究证实，上述 3 种类型的 MIOL 无论在裸眼远视力、最佳矫正远视力的表现与 SIOL 植入患者无明显差异；而在裸眼近视力及远视力矫正下的近视力的表现明显优于 SIOL 植入者，同时 MIOL 的中距离视力亦优于 SIOL。但多数 MIOL 呈现出的 M 型离焦曲线提示此类 MIOL 植入患者的中距离视力出现了不同程度的下降。

由于 MIOL 的作用原理是将入眼光线分散至不同的焦点，导致视网膜上形成了多个物象，从而降低了物象的对比度，不可避免地导致 CS 下降。诸多文献业已报道患者植入 MIOL 后的 CS 低于 SIOL，尤其是在高空间频段或暗环境条件下 CS 的下降。但亦有研究证实虽然患者植入 MIOL 后短期内 CS 下降较为明显，但术后 3 个月、6 个月及更长时间的随访发现，患者的 CS 有明显的改善，这可能是因为患者的大脑经历了一个 3 个月乃至更长时间的选择性适应过程。

MIOL 将光线分配至多个焦点的功能也产生了多种光学不良反应，患者植入后主要抱怨为夜间出现视力下降，尤其是光晕、眩光等视觉干扰现象出现的比例较高。同时，瞳孔直径和 IOL 偏心对折射型 MIOL 的影响较大，而对衍射型和折射衍射混合型 MIOL 的影响较小。

鉴于 MIOL 优良的全程视力表现以及存在的诸多光学问题，MIOL 并不适合所有白内障患者，因此应严格把握 MIOL 植入的适应证和相对禁忌证。

一般而言，MIOL 的适应证主要有：①迫切要求摆脱眼镜依赖的患者；②术前散光＜ 1.00D；③预计术后散光＜ 1.50D；④预计术后视力在 0.7 以上；⑤除白内障外，患者不合并其他的严重眼疾；⑥对于折射型 MIOL，要求患者瞳孔直径在 2.5 ～ 4.0mm。

MIOL 的相对禁忌证主要有：①合并有绝对期青光眼、严重黄斑疾病等影响患者术后视力的眼疾；②一只眼已植入 SIOL 的患者；③预计术后散光＞ 1.50D；④已行角膜屈光手术的患者；⑤所从事职业对视觉功能要求过高或经常夜间驾驶的患者；⑥过分挑剔或对术后视力有不现实期望的患者；⑦术中出现严重后囊膜破裂等并发症，导致 IOL 不能植入囊袋的患者。

14. AIOL 能够提供一定的调节能力

现代白内障手术的一个重要问题是如何保留患者术后 IOL 眼的调节能力。鉴于多焦点 IOL 可能导致的术后 CS 下降问题，AIOL 的出现成为满足患者术后远、近视力及脱镜需求的另一种方案。AIOL 相对于传统 SIOL 具有更高的调节力、更佳的近视力。此类 IOL 是基于 Helmholtz 原理（假设作用力从睫状肌通过悬韧带传导至 IOL）或 Coleman 的 "水力悬浮理论"（AIOL 形状的改变由玻璃体压力的改变所导致）。对于屈光力为 20.0D 的 IOL，IOL 光学面前移 2.2mm 才能获得 2.9D 的调节幅度，才能满足患者 35cm 的阅读距离需求。Leydolt C 等对使用 2% 毛果芸香碱进行药物刺激以评价 AIOL 调节幅度的文献进行了 Meta 分析，其结果显示，大部分 AIOL 植入眼内后仅能产生 ≤ 700mm 的前移，即产生 ≤ 1.0D 的调节幅度。

AIOL 目前存在的问题主要有：①各种客观检查方法测得的 AIOL 术后调节力在 0.5D ～ 2.0D，不足以满足患者视近需求；② AIOL 的调节力在术后半年有不同程度的下降趋势；③对术后近视力的可预测性差；④即使是 SIOL 植入患者术后亦可因焦深产生表观调节力，同时 IOL 调节力受瞳孔直径、残余散光等因素影响。因此，对于 AIOL 术后调节力的评价需要更加客观、准确的方法。

15. 新型高端多焦点人工晶状体的类型及特点

目前新型的高端多焦点人工晶状体主要有三种：① Zeiss AT LISA tri 839M 三焦点晶状体，是前表面三焦点衍射型设计，近焦点附加 +3.33D；中焦点附加 +1.66D。其优越的远、中、近全程视力、非瞳孔依赖及近乎 100% 的术后脱镜率使得三焦点 IOL

更加适用于那些对术后视觉质量和生活质量都有高要求，仍然活跃在职场的中年精英人群，填补了老视矫正及高端白内障手术的空白。② TECNIS Symfony 无极变焦人工晶状体是一种新的老视矫正人工晶状体，专利衍射光栅设计引入新型的光衍射模式，延长眼焦点范围，扩展视力景深，可提供远、中、近距离的裸眼视力。其新的光学设计可以大大减少术后光晕及眩光，降低光能损失，实现了一定范围内的连续高质量视力，其专有的消色差技术可有效纠正色差，提高对比敏感度，为患者提供高质量、高清晰的全程视觉质量。一项新西兰的为期 3 个月的多中心前瞻性临床研究显示，其可为患者提供连续的全程视力，并较 SIOL 可减少眩光及光晕等不适。③ Mplus 区域折射型多焦点人工晶体。Mplus 人工晶体给人的第一印象是老视双光眼镜，分为上下两个区域，上面的区域视远，下面的区域视近。其原理是看远的景物时 IOL 远焦点将部分影像聚焦在视网膜，看近的景物时则是 IOL 近焦点将部分影像聚焦在视网膜。以优秀的双光学区为技术特点，对眩光敏感度和对比敏感度影响小，特别适用于伴有眼底病变的白内障患者。

16. 晶状体置换手术可为老视患者带来"无镜"的完美视觉

老视是当前白内障手术医生关注的焦点，IOL 植入术作为矫正老视的一种手段，已日益受到重视，并成为近年来眼科研究的一个热点。老年患者屈光异常包括调节障碍和视力下降。高端 IOL 从屈光角度提供了白内障和老视一体化解决方案，不仅恢复了晶状体的透明性，获得与单焦点人工晶状体相当的远视力，而独特的屈光设计，可同步恢复远、中、近三种视力。临床文献显示，三焦点人工晶状体的优质中距离视力在无论何种光线下，即使在暗环境下，也远远优于 MIOL。另有研究显示，三焦点人工晶状体术后可获得全程视力。但是，选择晶状体置换手术进行老视矫正的患者往往对于术后质量的要求相对较高，对个性化手术的精准要求趋于完美，不仅要求术后看得清、看得精、看得细，还要具有优质的综合视觉质量，而这些对手术医生要求非常高，需要细致的术前筛查、透彻的术前沟通、精心的生物学参数测量、个性化的手术设计及术后各阶段的管理与检测，才能实现理想的术后效果。

*17.*ICL 成为高度近视屈光手术的另一选择

随着屈光手术的不断发展与完善，角膜性屈光手术的缺点使得有晶状体眼人工晶状体植入矫正屈光不正的方法越来越受到人们的关注，尤其是目前主流的后房型可植入式接触镜（ICL）的广泛开展。新型 ICL v4c，即在原有 ICL v4 中间加了一个人工的 0.36mm 的孔，具有改善房水循环及避免瞳孔阻滞的作用，材料为 Collamer，由多聚亲水性羟甲基丙烯酸酯水凝胶、水及猪胶原组成，具有高度生物相容性、对气体及代谢产物具有良好的通透性、可吸收紫外线、可折叠、只需 2.8 ～ 3.2mm 的角膜切口植入的特点。光线模式非常接近人体天然晶状体，光线反射和畸变很少。目前很多研究都已证实 ICL v4c 在矫正近视、远视和散光方面具有有效性、安全性、预测性、稳定性，且中央孔设计并没有影响光学矫正效果。

参考文献

1. Sabater AL，Guarnieri A，Morenomontañés J. Histomorphological analysis of a Ridley intraocular lens implanted 45 years ago. Br J Ophthalmol，2014，98（6）：847-848.

2. Huynh N，Nicholson BP，Agrón E，et al. Visual Acuity after Cataract Surgery in Patients with Age-Related Macular Degeneration：Age-Related Eye Disease Study 2 Report Number 5. Ophthalmology，2014，121（6）：1229-1236.

3. Greenbaum S. Monovisionpseudophakia. J Cataract Refract Surg, 2002, 28（8）：1439-1443.

4. Artal P，Berrio E，Guirao A，et al. Contribution of the cornea and internal surfaces to the change of ocular aberrations with age. J Opt Soc Am A Opt Image Sci Vis，2002，19（1）：137-143.

5. Dietze HH，Cox MJ. Limitations of correcting spherical aberration with aspheric intraocular lenses.J Cataract Refract Surg，2005，21（5）：541-546.

6. 姚克. 非球面人工晶状体会全面取代球面人工晶状体吗？眼科，2006, 15（1）：3-4.

7. Montés-Micó R，Ferrer-Blasco T，Cerviño A. Analysis of the possible benefits

of aspheric intraocular lenses: review of the literature. J Cataract Refract Surg, 2009, 35 (1): 172-181.

8. Sparrow JR, Nakanishi K, Parish CA. The lipofuscinfluorophore A2E mediates blue light-induced damage to retinal pigmented epithelial cells. Invest Ophthalmol Vis Sci, 2000, 41 (7): 1981-1989.

9. 朱思泉, 谈旭华, 王扬, 等. 蓝光滤过型人工晶状体 AcrySof Nature 的初步临床研究. 眼科, 2005, 14 (1): 27-30.

10. deVries NE, Nuijts RM. Multifocal intraocular lenses in cataract surgery: literature review of benefits and side effects. J Cataract Refract Surg, 2013, 39 (2): 268-278.

11. Braga-Mele R, Chang D, Dewey S, et al. Multifocal intraocular lenses: relative indications and contraindications for implantation. J Cataract Refract Surg, 2014, 40 (40): 313-322.

12. Leyland M, Zinicola E. Multifocal versus monofocal intraocular lenses in cataract surgery: a systematic review. Cochrane Database Syst Rev, 2012, 9 (1): 1789-1798.

13. Muñoz G, Albarrándiego C, Cerviño A, et al. Visual and optical performance with the ReZoom multifocal intraocular lens. Clin Exp Optom, 2010, 93 (6): 426-440.

14. Sheppard AL, Bashir A, Wolffsohn JS, et al. Accommodating intraocular lenses: a review of design concepts, usage and assessment methods. Clin Exp Optom, 2010, 93 (6): 441-452.

15. Findl O, Leydolt C. Meta-analysis of accommodating intraocular lenses. J

Cataract Refract Surg，2007，33（3）：522-527.

16. Chen X，Yuan F，Wu L. Metaanalysis of intraocular lens power calculation after laser refractive surgery in myopic eyes. J Cataract Refract Surg，2016，42（1）：163-170.

17. Visser N，Bauer NJ，Nuijts RM. Toric intraocular lenses：historical overview，patient selection，IOL calculation，surgical techniques，clinical outcomes，and complications.J Cataract Refract Surg，2013，39（4）：624-637.

18. 陈珣，王晓瑛. 有晶状体眼后房型人工晶状体植入术的发展. 中国眼耳鼻喉科杂志，2016，16（2）：125-129.

19. 姚克，鱼音慧. 中国白内障屈光手术的发展与挑战. 现代实用医学，2015，27（9）：1119-1122.

20. Bilbao-Calabuig R，Llovet-Rausell A，Ortega-Usobiaga J，et al.Visual Outcomes Following Bilateral Implantation of Two Diffractive Trifocal Intraocular Lenses in 10 084 Eyes. Am J Ophthalmol. 2017，179：55-66.

（李　霄　王开杰　整理）

人工晶状体屈光度测算

18. 不同生物测量方法的比较

（1）A/B 型超声生物测量

A 型或 B 型超声模式都可以用于生物测量，是比较广泛的一种测量方法。采用普通的 B 型超声进行生物测量时，平均声速一般设为 1550m/s。在特殊的情况下，如无晶状体眼、人工晶状体眼、硅油填充眼等，可能会产生较大的误差。如果有 0.1mm 的眼轴长度（AL）测量误差，就可能导致术后屈光度与预期屈光度间约 0.3D 的误差，直接影响手术效果。采用 B 型超声进行生物测量的只是在眼内存在玻璃体积血、视网膜脱离以及 A 型超声难以识别黄斑区视网膜的情况下，或者没有 A 型超声设备的情况下进行。临床上一般采用 A 型超声进行生物测量，其轴向分辨更清晰，在声像图上显示的界面以波形的形式，容易定位。

优点：①测量不受屈光介质浑浊的影响，遇到角膜白斑、晶状体核Ⅳ级以上浑浊及玻璃体积血等状况，仍可准确测量眼轴长度等参数；②当有视网膜前膜或视网膜脱离时，经过调整仍可准确测量眼轴长；③眼球不能固视者仍可获得较准测量值；④较为经济，更符合广大基层医院实际情况。

缺点：①超声频率偏低（200μm），测量过程中探头的位置偏移或过多压陷角膜都可能导致较大的测量误差；②增加角膜损伤及感染的概率；③操作者需要一定的操作基础，技术要求相对高；④需要配合角膜曲率计共同测量。

（2）IOL-Master 生物测量仪

IOL-Master 生物测量仪基于部分相干干涉测量原理，通过穿透性强的 780nm 半导体激光测量从泪膜表面到视网膜色素上皮层之间的距离，包括了视网膜中心凹的厚度，是真正意义上的视轴。可通过非接触方式准确测量角膜曲率、眼轴长度、前房深度并计算所需人工晶状体的屈光度。

优点：①沿视轴方向精确测量角膜到黄斑的长度；②精确度高达 0.01mm，高于超声 0.1mm；③对屈光介质要求仅为透光，其他物理特性（例如硅油）对测量值影响不大，且有 SNR 评判测量准确性；④可同时测量角膜曲率、前房深度和眼轴长度等，内置 5 种公式计算人工晶状体度数，检查时间明显缩短，只需 1 ～ 2 分钟；⑤采用非接触式坐位测量，避免了对角膜的损伤，患者感染概率小，易于配合，也避免了对眼球施压造成的误差；⑥眼轴范围测量广，为 14 ～ 40mm；⑦对于操作者来说，操作简单，易于掌握，可重复性强。

缺点：①对于屈光介质浑浊（例如角膜白斑、晶状体核Ⅳ级以上浑浊及玻璃体积血等）、患者不能固视、高度散光、视网膜脱离或视网膜前膜等无法准确测量；②机器昂贵，操作人员需进行培训，对于基层普及有一定困难。③不能测量晶状体厚度，无法使用需要晶状体厚度的 Holladay 公式。

（3）Lenstar LS900 测量仪

Lenstar LS900 测量仪基于低相干光反射原理设计，采用820nm 长的超辐射发光二极管激光为光源，可以一次测量角膜直径（CD）、角膜中央厚度（CCT）、前房深度（ACD）、晶状体厚度（LT）、眼轴长度（AL）、角膜曲率（K1、K2、AXIS）、角膜白到白的距离（W-W）、瞳孔直径（PO）、视网膜厚度（RT）等。与 IOL-Master 生物测量仪相比，Lenstar LS900 主要有以下特点：

①由于 Lenstar LS900 采用光学低相干及可分辨介质屈光指数的原理，理论上具有良好的分辨率和精确性。Lenstar LS900 除了眼轴长度、前房深度、角膜曲率、角膜直径等基本参数，还可以一次性完成角膜中央厚度、真实前房深度（角膜内皮至晶状体前表面的距离）、晶状体厚度、视网膜厚度和瞳孔大小等参数，对有晶状体眼人工晶状体植入等屈光性手术的应用价值更高。

②角膜测量原理不同：IOL-Master 测量距角膜中央 2.5mm 的 6 个反光点获取角膜曲率，而 Lenstar LS900 是测量距角膜中央 1.65mm 和 2.3mm 的 32 个反光点获取角膜曲率，所以准确性

更高。

③可以使用 Holladay Ⅱ 等更多的人工晶状体公式。

④与 IOL-Master 一样受限于屈光间质浑浊者，但 Lenstar LS900 单次测量时间较长，需要患者更好地配合。

⑤眼轴测量范围 14 ～ 32mm，较 IOL-Master 的测量范围小。

19. 人工晶状体计算公式的选择

推出计算人工晶状体的一代公式是在 20 世纪 70 年代，Sanders DR、Retzlaff JA、Kraff MC 等推出了经验回归计算公式 SRK，同时出现的还有光学理论 Binkhorst、Colenbrander 等公式。二代公式是在 20 世纪 80 年代中期推出的新一代经验回归公式 SRK- Ⅱ，以及在进行眼轴矫正和前房深度矫正的基础上改良的 Binkhorst Ⅱ 公式。同时，Hoffer KJ 推出了理论公式 Hoffer 公式。三代公式是在 20 世纪 80 年代后期，Holladay JT 等将角膜曲率引入前房深度计算公式，率先推出了 Holladay 公式。Retzlaff JA 等以 SRK- Ⅱ 公式为基础，推出了 SRK-T 公式，同时出现的还有 Hoffer Q 公式 。第四代理论公式包括 Holladay Ⅱ 公式和 Haigis 公式，与前面三代公式相比，第四代公式较多考虑了人工晶状体的有效位置，在一定程度上实现了人工晶状体计算的个体化。

（1）SRK- Ⅰ 公式

由 Sanders DR、Retzlaff JA、Kraff MC 等用统计回归的方法，分析了几千例人工晶状体植入的术后屈光数据，找出了人工晶状体屈光度数与角膜曲率、眼轴长度之间的相关关系而提出的经验公式：P=A–2.5L–0.9K[P：正视时 IOL 屈光度（D）；A：常数；L：眼轴长度（mm）；K：以度为单位的角膜曲率（K1+K2）/2]。此公式中，前房深度为定值，与 A 常数有关；恒定的前房深度会导致长眼轴患者术后预测 ACD 值减小，短眼轴患者术后预测 ACD 值增大，从而分别导致远视和近视。

（2）SRK-Ⅱ公式

最常用的第二代人工晶状体经验计算公式：P=A–2.5L–0.9K+C[P：正视时 IOL 屈光度（D）；A：常数；L：眼轴长度（mm）；K：以度为单位的角膜曲率（K1+K2）/2；C：校正系数]。

C= +3（L < 20mm）

C= +2（20mm ≤ L < 21mm）

C= +1（21mm ≤ L < 22mm）

C= 0（22mm ≤ L < 24.5mm）

C= − 0.5（L ≥ 24.5mm）

由于中国人眼轴长度的总体分布与欧美人有所不同，在中国，尤其是老年人，近视眼程度重且数量多。中国人长眼轴的比例（轴长＞ 28.4mm，占 9.7%）远远高于欧美人的比例（轴长＞ 28.4mm，占 0.1%），故被笼统地并为眼轴≥ 24.5mm 的分段方法未必适用于中国人的眼球，这使得 SRK-Ⅱ公式在预测长眼轴眼时出现了明显的误差。

（3）SRK-T 公式

第三代理论公式除了 SRK-T 以外还有 Holladay 公式和 Hoffer 公式，第三代理论公式的共同特点是使用眼轴和角膜曲率一起估计有效人工晶状体位置（ELP）。主要不同之处在于术后前房深度的计算，这些公式都是根据不同的眼轴长度，由不同的常数如 A 常数（SRK-T 公式）、医师因子（SF）（Holladay 公式）和个性化的 ACD（pACD）（Hoffer 公式）等计算出 ACD 值。

（4）Haigis 公式

Haigis 公式也像 SRK-T 公式、Hoffer 公式、Holladay 公式一样以薄晶状体眼为模型的理论公式，它的不同之处在于将单一的常数（A 常数、医师因子、pACD）改为不同的三个常数（a0、a1、a2），这样使得前房深度 ACD 值更接近于真实值，得到更加准确的人工晶状体度数。由于使用三个常数确定前房深度，更好地考虑了高度近视眼的眼轴长度、囊袋大小、人工晶状体位置等因素，使该公式较其他第三代理论公式更适用于高度近视眼及近视眼准分子激光术后人工晶状体植入患者的使用。

20. 特殊情况下人工晶状体度数的测算

（1）硅油填充眼的超声生物测量选择坐位进行

对于眼底玻璃体手术后硅油填充眼的生物测量，如果使用 IOL-Master 或 Lenstar LS900 等光学生物测量仪，只需将眼球状态更改为硅油填充眼（silicone oil-filled eyes）即可获得准确的生物测量数据。但对于屈光间质混浊严重，光学测量仪无法测量的病例，则仍需要借助 A 型超声进行生物测量。

硅油具有特殊的声学特性，超声波在硅油中的声速约为玻璃体中声速的 2/3，使得沿用正常玻璃体中的声速值测得的硅油填充眼的眼轴长度远远＞实际的眼轴长度，即"假性扩张"。因此，需要更改声速为在硅油中的传播速度。不同黏度的硅油声速不同：在黏度 1000cSt 硅油中的传播速度为 980m/s；在黏度 5000cSt 硅油中的传播速度为 1040m/s；在黏度 5700cSt 硅油中的传播速度为 996m/s。应根据实际情况修改不同黏度的硅油。

考虑到不完全填充眼硅油下水层的存在，可以采用坐位进行 A 型超声测量，使玻璃体腔内液体沉积于下方，保证眼轴所经过的玻璃体腔完全由硅油填充，此时测量值为超声波经由硅油到达眼球后壁所得值，排除了玻璃体腔内其他液体的影响。

硅油对超声波的吸收远大于玻璃体，可以造成明显的声能衰减，导致其穿透力变差，尤其是对于过长眼轴的硅油填充眼，其衰减更为显著。因此，测量时候可适当地提高仪器的增益。

在无晶状体硅油填充眼，如果仅将超声波传播速度改设为 980m/s 来测量角膜到视网膜间的距离，将导致眼轴测量值可能比实际值短。此时，应注意识别判断硅油前界，手动调节机械门的位置。

（2）高度近视眼合并后巩膜葡萄肿的生物测量应结合 B 超

高度近视眼多伴有不同程度的后巩膜葡萄肿，测量较为困难。可将超声仪器上的检测模式调整为长眼轴模式，并进行反复多次的测量。在后巩膜葡萄肿眼，声束可能在葡萄肿陡峭侧壁的某些隆起表面形成多个低反射回声，在葡萄肿底部形成较完好的球壁声波峰，从而形成视网膜界面前小声波峰加高丛声波峰。当黄斑中心凹正好位于后巩膜葡萄肿底时，则轴长测量正确；若黄斑中心凹位于侧壁时则测量值偏长，往往后者居多。此时可参照 B 型超声图像来帮助确定黄斑位置，挑选合适的轴长。

此外，不能简单根据正常眼轴下的应用经验对超长眼轴眼选择人工晶状体计算公式。在超长眼轴眼，应用三代或四代公式，如 Haigis 公式的预测术后屈光度与实际术后屈光度相关性较强。

（3）角膜屈光术后人工晶状体的测算难点在于角膜屈光度的准确判断

目前大部分仪器对角膜屈光度的测量是基于模型眼的基础上，假设角膜的前表面和后表面是接近平行的，前、后曲率比值与模型眼一致，通过测量光线投射到角膜表面的反射像计算出该点的角膜曲率半径，再用公式转化为屈光度。不同仪器的设计原理、检测范围不同，因此在角膜屈光度测量范围内各仪器间所得到的测量值有一定差异。

对于角膜屈光手术后眼植入人工晶状体的测算，其难点在于对角膜曲率的准确判断。譬如目前已广泛应用的是准分子激光原位角膜磨镶术（LASIK），其手术目的是通过改变角膜屈光度来矫正屈光不正，患者术中需要切削部分角膜组织，改变角膜的生物物理作用，使角膜前表面变平，而后表面基本没有变化。对这类患者若按常规方法计算人工晶状体屈光度，在术后角膜保持稳定的状态下，将会造成持续的远视状态。其原因在于：①常规角膜曲率计算出的测量位置为角膜中心外 3mm 处，以此处角膜曲率代替整个角膜曲率。而 LASIK 手术后，由于切削了部分角膜组织，使得角膜旁中心区的前表面不规则，此处角膜曲率＞中心点的曲率，因此，测出的角膜曲率就不准确，代入计算公式后必然会出现误差。②由于目前临床上用于测量角膜曲率的仪器多以角膜前表面曲率代替全角膜曲率，而它是建立在模型眼前、后面曲率比值恒定状态上的。施行 LASIK 手术后，一方面手术在角膜基质浅层上切削改变了前表面曲率；另一方面由于角膜厚度的减少，即使在同样眼球内压力的作用下，对角膜后表面也会产生一定影响。这些因素均会导致角膜前、后表面曲率比值发生改变。因而人工晶状体屈光度的计算会出现误差。③ LASIK 手术后由于角膜胶原纤维排列发生改变导致角膜屈光指数发生变化。

另外，常用的第三代理论公式（SRK-T 公式、Holladay Ⅰ 公式）中，有效人工晶状体位置利用角膜屈光度计算而来。术后角膜屈光度减小，有效人工晶状体位置比实际位置靠前，最终结果同样导致人工晶状体度数要比实际所需的小。

要正确估算 LASIK 术后角膜屈光度，可以用以下方法：

①根据 LASIK 手术前、后眼屈光状态计算角膜屈光度。该方法必须获得屈光手术前角膜屈光度、眼球屈光状态、屈光手术后眼稳定的屈光状态等资料，临床工作中实际操作较为困难。

②角膜后表面曲率法。后曲率法主要是通过术后角膜前表面曲率实际测量值来计算前表面角膜屈光度，然后加上后角膜屈光度。后角膜屈光度有两种方法获得：A. 经验值法，即加上经验平均值（–5.90D 或 –6.20D）。但后表面曲率值在个体之间有较大差异，因此，将平均值加到每一例患者之中有失偏颇；B. 角膜后屈光度实测量法，用 Orbscan（角膜裂隙扫描地形图仪），或者旋转 Scheimpflug 照相系统（Pentacam）。它利用了裂隙灯的工作原理，取角膜光学切面进行计算机三维重建，可以提供角膜前、后表面的曲率，具有高度的精确性和可信性。

在具体计算屈光手术后眼人工晶状体度数时，还必须考虑 ELP，即角膜前表面与人工晶状体前表面之间距离的计算误差。有研究报道，由于 Hoffer Q 公式不需要对 ELP 进行修订，因此，采用该公式比其他人工晶状体计算公式对于屈光手术后眼计算结果更加精确。

参考文献

1. Kane JX, Van Heerden A, Atik A, et al.Intraocular lens power formula accuracy：Comparison of 7 formulas.J Cataract Refract Surg, 2016, 42（10）：1490-1500.

2. Goggin M, van Zyl L, Caputo S, et al.Outcome of adjustment for posterior corneal curvature in toric intraocular lens calculation and selection.J Cataract Refract Surg, 2016, 42（10）：1441-1448.

3. Goto S，Maeda N，Koh S，et al.Prediction of Postoperative Intraocular Lens Position with Angle-to-Angle Depth Using Anterior Segment Optical Coherence Tomography.Ophthalmology，2016，123（12）：2474-2480.

4. Cooke DL，Cooke TL.Comparison of 9 intraocular lens power calculation formulas.J Cataract Refract Surg，2016，42（8）：1157-1164.

5. Savini G.Accuracy of the Refractive Prediction Determined by Multiple Currently Available Intraocular Lens Power Calculation Formulas in Small Eyes.Am J Ophthalmol，2015，160（1）：202-203.

6. Abulafia A，Barrett GD，Kleinmann G，et al.Prediction of refractive outcomes with toric intraocular lens implantation.J Cataract Refract Surg，2015，41（5）：936-944.

7. Hui S，Yi L.Comparison of two optical biometers in intraocular lens power calculation.Indian J Ophthalmol，2014，62（9）：931-934.

8. Srivannaboon S，Chirapapaisan C，Chirapapaisan N，et al.Accuracy of Holladay 2 formula using IOLMaster parameters in the absence of lens thickness value. Graefes Arch Clin Exp Ophthalmol，2013，251（11）：2563-2567.

9. Shammas HJ，Shammas MC，Hill WE.Intraocular lens power calculation in eyes with previous hyperopic laser in situ keratomileusis.J Cataract Refract Surg,2013,39(5): 739-744.

10. Hsieh YT，Wang IJ.Intraocular lens power measured by partial coherence interferometry.Optom Vis Sci，2012，89（12）：1697-1701.

11. Tang M，Wang L，Koch DD，et al.Intraocular lens power calculation after

previous myopic laser vision correction based on corneal power measured by Fourier-domain optical coherence tomography.J Cataract Refract Surg, 2012, 38 (4): 589-594.

12. Roessler GF, Dietlein TS, Plange N, et al.Accuracy of intraocular lens power calculation using partial coherence interferometry in patients with high myopia. Ophthalmic Physiol Opt, 2012, 32 (3): 228-233.

13. Abdel-Hafez G, Trivedi RH, Wilson ME, et al.Comparison of aphakic refraction formulas for secondary in-the-bag intraocular lens power estimation in children.J AAPOS, 2011, 15 (5): 432-434.

14. Olsen T.Use of fellow eye data in the calculation of intraocular lens power for the second eye.Ophthalmology, 2011, 118 (9): 1710-1715.

15. Rabsilber TM, Haigis W, Auffarth GU, et al.Intraocular lens power calculation after intrastromal femtosecond laser treatment for presbyopia: Theoretic approach.J Cataract Refract Surg, 2011, 37 (3): 532-537.

16. Ghanem AA, El-Sayed HM.Accuracy of intraocular lens power calculation in high myopia.Oman J Ophthalmol, 2010, 3 (3): 126-130.

17. Nihalani BR, VanderVeen DK.Comparison of intraocular lens power calculation formulae in pediatric eyes.Ophthalmology, 2010, 117 (8): 1493-1499.

（王子杨　林坤霞　整理）

白内障手术技术及仪器的进展

21. 白内障手术越来越期望用最小的手术切口获得最佳的手术效果

随着白内障手术进入屈光手术时代，患者对白内障手术后的效果和要求越来越高，如术源性散光需要更小、恢复时间更快、对眼组织损伤更小等。目前，白内障手术复明技术已经发展进入微切口手术时代，从而极大地提高了患者的满意度与视觉质量。微切口白内障手术（micro-incision cataract surgery，MICS）是指手术切口从标准的 3.2mm 缩小至 2.0mm，甚至更小。微切口白内障手术有两种方法，即双手法和同轴法。双手法需灌注和吸引分离，超声针头无须袖套保护，切口可小至 0.9mm，但术中常因灌注不足，前房稳定性不够，学习曲线增加，同时，由于缺乏合适的 IOL，因此，在白内障吸除后仍需要扩大手术切口以植入 IOL，丧失了非同轴双手法手术切口更小的优势。最新一代适合同轴微切口超声乳化术的系统相继涌现，包括美国 BAUSCH LOMB 公司的 Stellaris 系统和美国 Alcon 公司的 Intrepid 系统都已在中国上市，我们通过临床观察发现同轴微切口白内障手术几乎不需要学习曲线，具有良好的发展前景，已成为目前主流手术方式。

22. 在超声乳化白内障手术中，稳定的液流系统意味着稳定的前房

最新一代超声乳化仪都对液流系统做了改进和完善。美国 BAUSCH LOMB 公司采用 Stable Chamber TM 液流管理技术，其目的是有效地平衡灌注与抽吸，无论在真空模式与液流模式下保持前房稳定性，从而保证 1.8mm 的同轴超微切口手术顺利完成。Stable Chamber TM 液流管理系统包括先进的液流模块与超越"文丘里"效应的真空模块两大部分。Stable Chamber TM 液流管理技术的先进性主要表现在先进的 EQ- 传感器感知技术，其可实时精确地监测前房内的压力变化，尤其在核块阻塞消除的瞬间，从而有效地防止浪涌以及前房抖动，迅速恢复灌注与抽吸平衡状态，保持前房的稳定性。美国 AMO 公司的 Signature 超声乳化仪的双泵技术实现了蠕动泵和文氏泵的切换，Fusion 液流系统可以在阻塞结束前识别阻塞并通过逆转泵来降低负压，有效地降低阻塞后浪涌，提高前房的稳定性。美国 Alcon 公司采用 INTREPID 液流管理系统，其独特设计保证了微切口 – 同轴超乳手术的前房

稳定性的手术安全 INTREPID 系统的抽吸管路有着更低的顺应性。另外，整个积液盒采用全刚性设计，不存在硅胶等可压缩管路，使得其以同样的液流参数，却比普通积液盒减少一半的浪涌发生率，确保了前房在手术中的稳定性。此外，美国 Alcon 公司的积液盒是市面上唯一具有双感应器的液流管理系统，既具有负压感应器，也具有灌注压感应器，后者可在手术灌注不足的时自动报警，并停止超声释放，从而提高了手术安全性。

23. 如何降低超声能量，实现高效能的能量利用是超声乳化仪设计的关键所在

目前超声乳化仪除了传统的连续模式外，普遍增设了多种冷超声乳化模式，包括脉冲、微脉冲、爆破、微爆破等。

美国 BAUSCH LOMB 公司新一代超声乳化手术平台采用 Attune TM 能量管理系统，其主要目的是发挥高效的切割动力学效应与气穴效应，保证有效地乳化与吸除晶状体核物质，尤其是保证 1.8mm 的同轴超微切口手术顺利实施。另外，其采用的先进的能量波形调制方式，占空比连续、精确可调，最大限度满足手术医师个性化的需求与偏好。同时，单一能量波形可以连续改变波宽（能量持续时间）与波高（能量大小），从而提高核块跟随性，减少排斥力，提高能量利用率。前载式超声控制波形主要针对软核，提高获得预设能量的输出时间，提高超乳效率。后载式超声控制波形主要针对硬核，提高核块跟随性，减少排斥力。

双线性能量输出方式是美国 BAUSCH LOMB 公司设备的传统特点与优点，主要是通过脚踏板水平移动或者上下运动同时控制不同的能量输出方式，提高能量的利用效率与操作方便性，同时针对超乳手术的不同阶段、核块软硬程度等因素，实时改变能量组合，提高效率，在手术中无须手动改变能量参数。

Stellaris TM 视觉提升系统配备有专门应用于 1.8mm 的同轴微切口手术的超乳针头与套帽具体内外径比例。该超乳针头具有专利的文丘里头端结构，增大液体在管腔内的流动能力并提高核块的抓核能力与握持力，提高超乳效率。1.8mm 的同轴微切口手术的超乳套帽是专门针对针头设计的，可以在维持充分灌注的同时保证与针头的紧密接触。同时，半透明的套帽材料允许医师进行可视性操作，在保证前房稳定性的前提下提高操作的可控性。

美国 Alcon 公司的 0ZIL® 扭动能量系统，扭动超声左右切削运动可使得核块从两侧向手柄前端回流，增加核块跟随性。而传统超声前后运动打击核块会产生巨大排斥力和核块抖动，需要高负压抓核，需要休息时间等待核块再回来。不扭动超声打破了传统超声高负压、低能量抵抗前、抵抗后运动核块排斥力的参数限制，支持低液流参数的高效率手术和个性化医师需求，从而进一步提高前房稳定性和手术安全性。

此外，其扭动超声产热只是传统超声的 1/3，使之只需要用简单的连续超声，简化医师对脚踏控制的技术要求和学习曲线。传统超声有巨大的排斥力，所以需要用脉冲或爆破使得超声释放的休息时间降低产热。传统超声对能量的脚踏控制要求，需要医师更多地进行学习和适应。此外，传统超声前后运动切口和针头前端运动的摩擦产热，远大于扭动超声针头和切口扇形运动产生的切口损伤。

24. 飞秒激光辅助的白内障手术优于常规术式

近年来，白内障摘除手术已从单纯的复明手术转化为屈光性手术。在该发展趋势下，飞秒激光辅助的白内障摘除手术（femtosecond laser-assisted cataract surgery，FLACS）应运而生。飞秒激光，是以飞秒为单位的超短时红外脉冲激光。在 1 飞秒（10 ～ 15s）时间内，产生极高的瞬时功率，使被照射组织吸收极高的能量形成等离子体，并产生微小气泡，形成微小爆破。飞秒激光机器通过连续的微小爆破，使得各个爆破点连成线，线又连接成面，从而将组织进行精密的切割。相比于传统的 Nd: YAG 激光技术，飞秒激光脉冲时间极短、瞬时功率极高、切割精确、聚焦区域极小，能减少其对附近组织的损伤，再加上高清眼前节光学相干断层成像技术（optical coherence tomography，OCT），对晶状体进行精确定位，飞秒激光必将成为白内障手术的最佳辅助工具。目前的观点认为，飞秒激光的精确性及准确性远远超过以往常规术式，其主要从 3 个方面显著提升白内障摘除手术后的屈光状态。

（1）撕囊

中国医学临床百家

撕囊作为白内障手术最重要，也是难度最大的一环，囊膜切开的大小及撕口形状，决定着超声乳化术是否能够顺利进行，并对日后人工晶状体的光学效果起着至关重要的作用。

2009年，Nagy ZZ等在离体猪眼上进行LenSx飞秒激光前囊膜切开术，并成功获得直径为5mm的完整囊袋口。与手工撕囊相对比，飞秒激光撕囊更精确，重复性更好。电镜扫描下，飞秒激光切口更加平滑，这使得飞秒激光制作的囊膜环抗牵拉能力强，囊膜更结实，显著降低了术后囊袋撕裂的风险，这在实验室对猪眼进行的研究中已经得到证实。这个特点使得晶状体悬韧带脆弱或者是外伤后的患者受益。

随后，Nagy ZZ研究小组总结了三组飞秒激光机器的撕囊大小、形状、位置等数据：OptiMedica、LensAR和LenSx。每个系统都比手工撕囊更接近预定值：OptiMedica撕囊直径为27μm，手工撕囊为339μm；LensAR为183μm，手工撕囊为500μm；而在LenSx组，所有撕囊都在预先设定的250μm。在撕囊形状方面，OptiMedica撕囊为0.942（1为正圆），LensAR和LenSx也比手工撕囊明显圆得多。

在撕囊位置方面，飞秒激光撕囊比手工撕囊更接近预设的理想位置。Nagy ZZ等在术后一周进行的研究显示，飞秒激光撕囊的撕囊形状更规则，能够更好地包裹人工晶状体，从而使得人工晶状体位置更好地位于光轴中心。此外，与手工撕囊相比，飞秒激光撕囊与瞳孔大小、囊轴位置不具有相关性。2011年

Friedman DS 等观察发现，人工晶状体植入当时、术后 1 周、术后 1 个月，激光撕囊的囊口直径变异度比手工撕囊小。

长期研究表明，飞秒激光撕囊具有更理想的效果。Kranitz 等在术后一周、一月、一年将飞秒激光撕囊与手工撕囊进行对比，发现撕囊形状和前囊膜对人工晶状体覆盖情况是远期人工晶状体移位的重要因素。手工撕囊更容易导致前囊膜对人工晶状体包裹不足，从而使人工晶状体偏移。在进行手工撕囊的 20 只眼中，有 15 只眼的人工晶状体在一年内移动超过 0.4mm，没有任何飞秒激光撕囊的人工晶状体有这样大幅度的移动。

（2）预劈核

白内障超声乳化术是目前最有效的白内障手术方式，但超声乳化之前的手工劈核，容易出现因术者操作失误而导致角膜内皮损伤、虹膜脱出、晶状体后囊膜破裂等并发症。

在 OCT 技术引导下，飞秒激光机器依据显像数据预先设定的切割参数，采取几何切割法直接裂解晶状体核，避免了手工刻槽和劈核操作，更好地维持前房稳定性，避免了对周边组织的损伤，降低了手术风险及术后并发症。

2011 年，Nagy ZZ 等发现飞秒激光辅助超乳碎核较之传统单纯超乳手术，在能量使用上减少了 51%，手术时间缩短了 43%。Palanker DV 等发现用飞秒激光碎核，可以降低 39% 的超乳能量。飞秒激光对晶状体的裂解和软化，可以减少有效的超声乳化时间，避免超声乳化时间过长、能量过强而导致的囊袋破裂、虹膜、角膜内皮损伤、角膜水肿等并发症。且飞秒激光劈核还可以起到水分离的作用，这样可以避免硬核使用过强的水分离后对囊袋造成风险。

Palanker DV 等通过对 50 例白内障患者研究发现，飞秒激光辅助超声乳化术后局部角膜水肿率明显比单纯超声乳化低，而术后最佳矫正视力，激光组提高（4.3±3.8）行，明显好于普通组的（3.5±2.1）行。Takrcs 等报道，激光辅助碎核的角膜内皮细胞损失也较常规超声乳化手术损伤更小。同人工手术比较，用飞秒激光手术后，前节炎症反应更轻。利用 OCT 观察飞秒激光辅助超声乳化术后黄斑区水肿等情况，也较传统超声乳化手术组明显减轻。

（3）角膜隧道切口及角膜缘松解切口的构建

研究发现，角膜切口形状越规整，多平面切口的不同阶梯平面之间分界越清晰，其术后角膜变形及切口渗漏的发生概率越低。人工切口无法完美地达到这种效果。Masket S 等用 OCT 引导的飞秒激光构建了各种规格的角膜隧道切口，在长度、宽度和形状上均达到了预定要求，同时发现在模拟各种眼压和眼球变形的情况下，角膜切口的渗漏率为 0。Nagy ZZ 等同样发现，在 OCT 和电子显微镜观察下飞秒激光切口的微观结构光滑平整，透明角膜切口的密闭性和稳定性都比手工切口更好。

此外，飞秒激光优化了传统超声乳化手术的流程。飞秒激光可以先只做角膜表面和基质中间的部分阶梯，当完成了撕囊、碎核之后，再采用显微器械将隧道切口的另一侧打开，进行乳化吸出及 IOL 植入操作。此种操作方法可以更好地维持眼球内部的密闭空间，保证眼内微环境的稳定，缩短眼内与外界相通的时间，从而降低了眼内感染发生的可能性。

同时，飞秒激光还可以通过制造角膜缘松解切口来降低角膜最陡子午线屈光度，从而矫正 3.50D 以内的散光。Ferrer-Blasco T 等在对 4540 眼（2415 例患者）的研究中发现：大多数即将接受白内障手术的患者都存在角膜散光的问题。样本中 22.2%的眼具有至少 1.50D 的散光；38%的眼具有至少 1.00D 的散光；72%的眼具有至少 0.50D 的散光。

然而，手工制作的角膜缘松懈切口因其对术者技艺要求较高，且易导致角膜穿孔，术后屈光效果也不稳定，从而具有很大的局限性。散光轴仅 5°的偏差，就会导致切口效果降低 17%。

25. 来自国内外针对飞秒激光辅助白内障手术反对的声音

尽管 FLACS 与标准超声乳化手术（standard phacoemulsification，SP）相比具有更好的精确性和可重复性，但它并没有降低现有白内障手术的并发症，而且在医师的初始使用阶段可能增加手术并发症；同时，带来 FLACS 相关的额外风险，并且受患者角膜、瞳孔和眼眶结构等条件限制。与 SP 相比，FLACS 增加了手术费用，延长了手术时间，却没有突出的优势，所以能否代表屈光白内障手术的未来尚值得商榷。

Krarup T 等于 2012 年做出的关于飞秒激光与传统白内障超声乳化手术，对于患者角膜内皮细胞损伤的研究指出，两者术后角膜内皮细胞丢失率不具有统计学差异。Lawless M 等的研究显示，两种术式患者术后屈光状态也并没有显著性差异。

传统超声乳化白内障手术最常见的术中并发症是前囊膜撕裂、后囊膜破裂、玻璃体脱出以及晶状体核块下沉等，并发症发生率为 1.9%～3.5%。FLACS 与传统白内障超声乳化手术相比，前囊膜撕裂、前囊膜切迹、术中角膜起雾和瞳孔缩小的发生率较高。当然，这可能和术者的手术操作熟练程度有密切关系。Roberts TV 的研究指出，FLACS 前 200 例术中并发症高于传统手术，后 1300 例两者无明显差异。这证明，FLACS 特有的术中并发症（脱负压、需手工打开切口和瞳孔缩小）也存在相似学习曲线。FLACS 术中患者移动会导致囊膜切迹和环形撕囊不完全。在电镜下 SP 撕囊边缘平滑，而 FLACS 撕囊边缘呈邮票边缘状，这可能是 FLACS 前囊膜撕裂发生率更高的原因。

对术前有干眼症状的患者，术后 FLACS 组和 SP 组的干眼症状均加重，FLACS 组更明显。在眼内炎性介质方面，FLACS 与 SP 相比，房水内 NF-κB 和 TUNEL（TdT-mediated dUTP nick end labeling）增加，且随着能量的增加而增加。有研究报道，833 例 FLACS 患者中有 7 例（0.8%）术后发生黄斑囊样水肿（cystoid macular edema，CME），而 458 例 SP 患者仅有 1 例术后发生 CME（0.2%）。

此外，FLACS 自身具有局限性。FLACS 无法应用于诸如小瞳孔（＜5mm）、小睑裂、深眼窝、翼状胬肉、角膜混浊、眼球震颤以及配合度较差的患者。对于小瞳孔的患者，可以在机械扩张瞳孔后再进行 FLACS，但是开放的角膜切口与未消毒液体的接触可能增加眼内炎的发生风险。

因此，长期大样本的随访资料将有助于对飞秒激光辅助的白内障摘除手术进行全面和客观地评估。

参考文献

1. Feldman BH.Femtosecond laser will not be a standard method for cataract extraction ten years from now.Surv Ophthalmol，2015，60（4）：360-365.

2. Krarup T，Holm LM，la Cour M，et al.Endothelial cell loss and refractive predictability in femtosecond laser-assisted cataract surgery compared with conventional cataract surgery.Acta Ophthalmol，2014，92（7）：617-622.

3. Chang JS，Chen IN，Chan WM，et al.Initial evaluation of a femtosecond laser system in cataract surgery.J Cataract Refract Surg，2014，40（1）：29-36.

4. Takács AI，Kovács I，Miháltz K，et al.Central corneal volume and endothelial cell count following femtosecond laser-assisted refractive cataract surgery compared to conventional phacoemulsification.J Refract Surg，2012，28（6）：387-391.

5. Roberts TV，Lawless M，Bali SJ，et al.Surgical outcomes and safety of femtosecond laser cataract surgery：a prospective study of 1500 consecutive cases.

Ophthalmology，2013，120（2）：227-233.

6. Abell RG，Darian-Smith E，Kan JB，et al.Femtosecond laser-assisted cataract surgery versus standard phacoemulsification cataract surgery：outcomes and safety in more than 4000 cases at a single center.J Cataract Refract Surg，2015，41（1）：47-52.

7. Nagy ZZ，Takacs AI，Filkorn T，et al.Complications of femtosecond laser-assisted cataract surgery.J Cataract Refract Surg，2014，40（1）：20-28.

8. Diakonis VF，Yesilirmak N，Sayed-Ahmed IO，et al.Effects of Femtosecond Laser-Assisted Cataract Pretreatment on Pupil Diameter：A Comparison Between Three Laser Platforms.J Refract Surg，2016，32（2）：84-88.

9. Yu Y，Hua H，Wu M，et al.Evaluation of dry eye after femtosecond laser-assisted cataract surgery.J Cataract Refract Surg，2015，41（12）：2614-2623.

10. Toto L，Calienno R，Curcio C，et al.Induced inflammation and apoptosis in femtosecond laser-assisted capsulotomies and manual capsulorhexes：an immunohistochemical study.J Refract Surg，2015，31（5）：290-294.

11. Ewe SY，Oakley CL，Abell RG，et al.Cystoid macular edema after femtosecond laser-assisted versus phacoemulsification cataract surgery.J Cataract Refract Surg，2015，41（11）：2373-2378.

12. Grewal DS，Dalal RR，Jun S，et al.Impact of the Learning Curve on Intraoperative Surgical Time in Femtosecond Laser-Assisted Cataract Surgery.J Refract Surg，2016，32（5）：311-317.

13. Conrad-Hengerer I，Al Juburi M，Schultz T，et al.Corneal endothelial cell loss and corneal thickness in conventional compared with femtosecond laser-assisted cataract

surgery：three-month follow-up.J Cataract Refract Surg，2013，39（9）：1307-1313.

14. Conrad-Hengerer I，Hengerer FH，Schultz T，et al.Femtosecond laser-assisted cataract surgery in eyes with a small pupil.J Cataract Refract Surg，2013，39（9）：1314-1320.

15. Roberts TV，Lawless M，Hodge C.Laser-assisted cataract surgery following insertion of a pupil expander for management of complex cataract and small irregular pupil.J Cataract Refract Surg，2013，39（12）：1921-1924.

16. Bali SJ，Hodge C，Lawless M，et al.Early experience with the femtosecond laser for cataract surgery.Ophthalmology，2012，119（5）：891-899.

17. Abell RG，Vote BJ.Cost-effectiveness of femtosecond laser-assisted cataract surgery versus phacoemulsification cataract surgery.Ophthalmology，2014，121（1）：10-16.

18. Bartlett JD，Miller KM.The economics of femtosecond laser-assisted cataract surgery.Curr Opin Ophthalmol，2016，27（1）：76-81.

（袁博伟　赵　阳　整理）

葡萄膜炎并发白内障

26. 葡萄膜炎类型多样，已成为世界范围内的主要致盲眼病之一

葡萄膜炎是一类常见眼病，多发生于青壮年，其反复发作可引起青光眼、瞳孔变形、白内障等严重影响视功能的并发症，最后常致盲目。近年来，不同国家和地区的多组统计报道显示，葡萄膜炎所致盲目在全部盲目病例中所占比例达4%～10%，并且具有持续上升的趋势，在致盲眼病中排第2～第6位，已成为世界范围内的主要致盲眼病之一，因而受到国际范围内广泛的关注。

国际葡萄膜炎研究组（International Uveitis Study Group, IUSG）按解剖位置将葡萄膜炎分为前葡萄膜炎、中间葡萄膜炎、后葡萄膜炎及全葡萄膜炎。据近年来23篇文章统计的17 000多例葡萄膜炎患者的资料来分析，按解剖位置分类：①前葡萄膜炎所占比例最高（35%～92%），易反复发病，多呈急性病程，可

因反复发作或慢性炎症导致严重并发症或不可逆视力损害。前葡萄膜炎根据解剖位置分为虹膜炎、虹膜睫状体炎及前部睫状体炎，根据病因分类包括 HLA-B27 相关性葡萄膜炎、Fuchs 综合征、病毒性前葡萄膜炎、青睫综合征以及未能明确病因的特发性前葡萄膜炎。②中间葡萄膜炎是相对少见的一种葡萄膜炎，病因及发病机制不明，国外报道以多发性硬化最常见，多主诉眼前飞蚊或视物模糊，表现为睫状体平坦部炎和玻璃体炎两种类型，黄斑囊样水肿及后囊浑浊是最常见并发症。③后葡萄膜炎主要累及脉络膜、视网膜、视网膜血管以及视网膜色素上皮，临床相对少见。④全葡萄膜炎眼前段和眼后段同时或先后受累。Behcet 病及 Vogt- 小柳 - 原田综合征是中国最常见的两种全葡萄膜炎类型。

Behcet 病是一种以葡萄膜炎、口腔溃疡、皮肤损害和生殖器溃疡等为特征的多系统、多器官受累的自身免疫性疾病。Behcet 病性葡萄膜炎多以视网膜血管炎为基本改变，常反复发作，视功能损害常随复发次数增加而加重，治疗比较棘手，常需免疫抑制剂联合治疗。

Vogt- 小柳 - 原田综合征是一种累及眼、皮肤、内耳及脑膜的全身多系统疾病，眼部表现为双眼弥漫肉芽肿性葡萄膜炎和渗液性视网膜脱离，具有发病急、治疗困难和致盲率高等特点。根据病程分为急性葡萄膜炎、慢性葡萄膜炎和复发性葡萄膜炎，其中急性期炎症病程不超过 3 个月，慢性炎症病程超过 3 个月，复发性炎症病程稳定时间超过 3 个月。

根据病因分类，葡萄膜炎可分为感染性和非感染性两大类，前者主要包括细菌、真菌、病毒及寄生虫等感染发生葡萄膜炎，后者主要分为风湿性疾病伴发的葡萄膜炎、自身免疫性葡萄膜炎、创伤（外伤或手术）所致的葡萄膜炎、伪装综合征及药物性葡萄膜炎等。

27. 葡萄膜炎病因及发病机制复杂

葡萄膜炎病因及发病机制复杂，一般认为与自身免疫紊乱相关。大量实验研究及临床观察表明，T 淋巴细胞，特别是辅助性 T 细胞（Th）及其分泌的细胞因子在其发病中起着重要作用。根据 Th 细胞分泌细胞因子类型的不同，分为 Th1、Th2、Th17 及 Treg 亚群，细胞因子表达的失衡与葡萄膜炎的发生发展密切相关。正常机体中 Th1/Th2 细胞及其因子处于动态平衡状态，当这种平衡失调时，可导致机体细胞免疫和体液免疫功能紊乱。Th1 细胞是自身免疫性葡萄膜炎的主要致炎细胞群，在葡萄膜炎发病中发挥重要作用。Th1 细胞分泌的细胞因子主要有 IL-2、TNF-α、IFN-γ 和 IL-12，介导细胞免疫和迟发型超敏反应。IFN-γ 通过激活巨噬细胞和促进 MHC-II 的表达，进而促进器官特异性的自身免疫性疾病的发生。有学者研究发现，IFN-γ 和 TNF-α 等参与葡萄膜炎发病；Th2 细胞分泌 IL-4、IL-5、IL-6、IL-10 和 IL-13 等细胞因子，具有促进抗体产生、参与体液免疫反应和 I 型超敏反应的作用。IL-4 和 IL-10 能够抑制 Th1 细胞活性，有助于葡萄膜炎的消退，参与器官特异性自身免疫病、慢性迁延性炎症和急性排斥反应。相关研究表明，Th1/Th2 偏移与葡萄膜炎的发生、发展和转归有关，其中以 Th1 细胞因子占优势，Th2 细胞出现于炎症恢复期，可能与葡萄膜炎的恢复有关。Th17 是一种新发现的能够分泌 IL-17 的 T 细胞亚群，其发现源于对实验性自身免疫性脑脊髓炎（EAE）及胶原诱导的关节炎的研究。转化生长因子 -β、IL-23 等在 Th17 细胞的分化行程中起促进作用，IFN-γ、IL-4 则抑制其分化。IL-17 在葡萄膜炎中的致炎作用主要通过诱导其他细胞分泌促炎细胞因子，如 IL-6 以及趋化因子、活化并募集中性粒细胞。

28. 动物模型的建立为探讨葡萄膜炎的发病机制、预防及治疗做出了重要贡献

目前用于葡萄膜炎研究的动物模型主要有两种：实验性自身免疫性葡萄膜炎（EAU）和内毒素诱导的葡萄膜炎（EIU）。目前可成功诱导 EAU 模型的抗原主要为视网膜组织蛋白，包括视网膜可溶性（S）抗原、光感受器间维生素 A 类结合蛋白（IRBP）、视紫红质及恢复蛋白等。与 EAU 相比，EIU 具有发生速度快、病程短、操作简单、重复性和稳定较好、易于观察等特点。最近研究报道，通过观察 IRBP 诱导的 EAU 小鼠脾脏和血清中炎症因子的动态变化，发现 Th1、Th2、Th17 相关炎症因子 IFN-γ、TNF-α、Th10 及 Th17 具有特征性变化规律，IFN-γ 可能

与 EAU 的急性病理过程相关；Th17、TNF-α 可能与葡萄膜炎的慢性化、复发性有关；Th10 可缓解 EAU 的病理过程。Mérida S 等报到利用抗 IL-2 受体药物 Daclizumab 评估治疗 EIU 小鼠的效果发现，Th-1 相关细胞因子，如 IL-2、IFN-γ 浓度水平下降60%～70%，并且可预防内毒素诱导的氧化应激反应。

29. 葡萄膜炎药物治疗首选糖皮质激素，且新型药物不断涌现

在各种不同类型葡萄膜炎中，免疫或自身免疫因素被认为是葡萄膜炎发生的关键因素，因此，葡萄膜炎的治疗常常围绕免疫或自身免疫因素进行。20 世纪 60 年代以前，葡萄膜炎的治疗多限于使用抗生素和对症处理。20 世纪 60 年代后非甾体抗感染药和糖皮质激素得到了广泛应用。近年应用免疫抑制剂如环磷酰胺、硫唑嘌呤、6- 巯基嘌呤等以及中药联合糖皮质激素或其他免疫抑制剂治疗葡萄膜炎获得了一定的疗效。目前糖皮质激素是治疗葡萄膜炎的首选药物，对于慢性复发性葡萄膜炎或顽固性葡萄膜炎可辅助免疫抑制剂和生物制剂治疗。大量实验及临床数据表明，TNF-α 在眼内炎症性疾病发生机制中起着重要作用，因此，中和或抑制 TNF-α 成为预防和治疗葡萄膜炎等眼内炎症的新方法。国外学者通过抗 TNF-α 药物治疗非感染性葡萄膜炎疗效和安全性回顾研究，认为在应用激素治疗的同时应用抗 TNF-α 药物能安全有效地减少眼部炎症。阿达木单抗（adalimumab）是近

年新获美国食品药品监督管理局（FDA）批准用于治疗眼葡萄膜炎的药物，其为肿瘤坏死因子阻断剂，初次剂量为皮下注射80mg，此后每隔1周皮下注射40mg。FDA批准该药用于治疗眼非感染性、感染后和全葡萄膜炎，是基于2次随机、双盲、安慰剂对照的UV Ⅰ和UV Ⅱ试验的研究结果。UV Ⅰ试验入选217例活动性葡萄膜炎患者，使用泼尼松60mg/d，按强制性减量时间表，15周减至零。UV Ⅱ试验入选226例非活动性葡萄膜炎患者，使用泼尼松10～35mg/d，按强制性减量时间表，19周减至零，主要终点是治疗失败时间。治疗失败中UV Ⅰ试验用药组为54.5%，安慰剂组为78.5%；UV Ⅱ试验用药组为39.1%，对安慰剂组为55%。可见，阿达木单抗是治疗葡萄膜炎的有效药物。

30. 葡萄膜炎并发白内障手术治疗时机有待进一步探讨

　　早期学者们认为，手术应在炎症消退后数月甚至数年施行，而近年来观念有所改变。有研究将克林霉素注射于有色兔和白色兔的结膜下，有色兔虹膜中药物浓度显著高于白色兔虹膜组织中的浓度，药物吸收不受温度、氧化物或毒毛花苷G的影响，可见虹膜细胞对药物具有结合和蓄积作用，而这种作用在色素细胞更为明显。虹膜炎症的慢性化和反复发作常常使虹膜组织萎缩、变形、色素颗粒脱失，因此，对药物的结合和反应性大大降低，使得药物治疗很难发挥其疗效。同时，学者们发现并发性白内障可能是葡萄膜炎慢性化和持续的一个因素，因此，目前许多眼科医师认为，对于用药物不能控制炎症的患者，可考虑将白内障手术摘除。随着临床和基础研究的不断深入，学者们对葡萄膜炎继发青光眼手术治疗的认识也发生很大改变，以往认为应于炎症静止或相对静止后开始行抗青光眼手术，目前则有观点认为，对于一些用药物不能控制炎症的继发性青光眼患者，均应行抗青光眼手术治疗，手术可能有利于房水中免疫复合物、前列腺素、有毒有害物质的排出，因而有助于控制眼压和炎症反应。陈静琪等对具有活动性炎症的 17 例 21 只眼青光眼患者施行了抗青光眼手术治疗，术后无一例炎症加重，相反多数患者的炎症很快消退，视力也有不同程度的提高。

可见，手术不仅可以用于并发性白内障、青光眼的治疗，而且有助于控制炎症反应，避免葡萄膜炎症慢性化和持续化。目前葡萄膜炎及葡萄膜炎并发症的手术治疗多根据医师经验，对于术式选择、手术时机以及手术适应证、禁忌证缺乏明确的理论依据，使手术治疗很难得到规范、统一和推广，因而使部分葡萄膜炎患者错失最佳治疗时机。

31. 手术有望可成为治疗复发性葡萄膜炎并发白内障的一种新方法

通过对葡萄膜炎慢性化和复发的机制研究发现，葡萄膜炎患者的淋巴细胞对凋亡有很大抵抗性，造成了自身免疫性淋巴细胞长期存在，进而导致了葡萄膜炎的慢性化或复发。血－房水屏障位于虹膜血管内皮细胞的连续性紧密连接和睫状体无色素上皮细胞之间，通过闭锁小带形成的紧密连接构成的。由于炎症的破坏，使血管的通透性增强，屏障作用减弱，造成严重的虹膜微循环损伤。当虹膜微循环的损伤较重时，大量免疫细胞及炎症介质被自由地释放，进而使更多的组织受累。这些研究结果提示我们，如能通过手术方式将炎症病变组织去除，理论上应该可以预防虹膜炎的复发，并避免累及更多的组织。通过近 5 年临床资料总结发现，复发性虹膜炎并发白内障患者中因瞳孔闭锁行瞳孔成形术的，术后很少再有虹膜炎的复发。同时，通过对切除虹膜组织行组织学检查发现，组织中常常有炎性细胞的浸润与色素细胞的增殖。这一观察结果提示，手术或可成为治疗复发性葡萄膜炎并发白内障的一种新方法。

参考文献

1. Li B，Wang Y，Malvankar-Mehta MS，et al.Surgical indications，outcomes，and complications with the use of a modified capsular tension ring during cataract surgery.J Cataract Refract Surg，2016，42（11）：1642-1648.

2. Yang P，Ye Z，Tang J，et al.Clinical Features and Complications of Scleritis in Chinese Patients.Ocul Immunol Inflamm，2016：1-10.

3. Todorich B，Thanos A，Yonekawa Y，et al.Transconjunctival Sutureless Intrascleral Fixation of Secondary Intraocular Lenses in Patients with Uveitis.Ocul

Immunol Inflamm，2016：1-5.

4. Suelves AM，Lamba N，Meese HK，et al.Nuclear cataract as an early predictive factor for recalcitrant juvenile idiopathic arthritis-associated uveitis.J AAPOS，2016，20（3）：232-238，e1.

5. Chang JH，Wakefield D.Uveitis：a global perspective.Ocul Immunol Inflamm，2002，10（4）：263-279.

6. Mercanti A，Parolini B，Bonora A，et al.Epidemiology of endogenous uveitis in north-eastern Italy. Analysis of 655 new cases.Acta Ophthalmol Scand，2001，79（1）：64-68.

7. Jabs DA，Nussenblatt RB，Rosenbaum JT，et al.Standardization of uveitis nomenclature for reporting clinical data. Results of the First International Workshop.Am J Ophthalmol，2005，140（3）：509-516.

8. Yeh S，Li Z，Forooghian F，et al.CD4+Foxp3+ T-regulatory cells in noninfectious uveitis.Arch Ophthalmol，2009，127（4）：407-413.

9. Trinh L，Brignole-Baudouin F，Pauly A，et al.Th1- and Th2-related chemokine and chemokine receptor expression on the ocular surface in endotoxin-induced uveitis. Mol Vis，2008，14：2428-2434.

10. 王影，李洋，毕宏生，等.实验性自身免疫性葡萄膜炎炎性因子表达的动态观察.中华实验眼科杂志，2013，31（7）：647-652.

11. Simonini G，Cimaz R，Jones GT，et al.Non-anti-TNF biologic modifier drugs in non-infectious refractory chronic uveitis：the current evidence from a systematic review.Semin Arthritis Rheum，2015，45（2）：238-250.

12. 黄世杰 .FDA 批准阿达木单抗治疗眼葡萄膜炎 . 国际药学研究杂志，2016，43（5）：997.

13. 杨培增，周庆芸 . 中国葡萄膜炎的基础研究和诊疗现状 . 泸州医学院学报，2016，39（3）：194-197.

14. Yang P，Ji L，Zhou H，et al.Disturbed expression of Fas/FasL on CD4（+）and CD8（+）T cells in Behcet's disease，Vogt-Koyanagi-Harada syndrome，and idiopathic anterior uveitis.Ocul Immunol Inflamm，2001，9（3）：185-191.

15. 陈玲，杨培增，周红颜，等 . 伏格特 - 小柳 - 原田综合征患者外周血淋巴细胞 Fas 和 FasL mRNA 的表达 . 中华眼科杂志，2004，40（8）：507-509.

16. Yang P，Chen L，Zhou H，et al.Resistance of lymphocytes to Fas-mediated apoptosis in Behçet's disease and Vogt-Koyangi-Harada syndrome.Ocul Immunol Inflamm，2002，10（1）：47-52.

17. Ganesh SK，Sudharshan S.Phacoemulsification with intraocular lens implantation in juvenile idiopathic arthritis.Ophthalmic Surg Lasers Imaging，2010，41（1）：104-108.

18. Kurz S，Krummenauer F，Thieme H，et al.Biaxial microincision versus coaxial small-incision cataract surgery in complicated cases.J Cataract Refract Surg，2010，36（1）：66-72.

19. Heissigerová J，Ríhová E，Svozílková P，et al.Current therapeutic approach in non-infectious uveitis.Cesk Slov Oftalmol，2009，65（5）：162-166.

20. Jabs DA，Nussenblatt RB，Rosenbaum JT，et al.Standardization of uveitis nomenclature for reporting clinical data. Results of the First International Workshop.Am

J Ophthalmol，2005，140（3）：509-516.

21. Roesel M，Heinz C，Heimes B，et al.Uveal and capsular biocompatibility of two foldable acrylic intraocular lenses in patients with endogenous uveitis--a prospective randomized study.Graefes Arch Clin Exp Ophthalmol，2008，246（11）：1609-1615.

22. Ram J，Gupta A，Kumar S，et al.Phacoemulsification with intraocular lens implantation in patients with uveitis.J Cataract Refract Surg，2010，36（8）：1283-1288.

23. Chieh JJ，Carlson AN，Jaffe GJ.Combined fluocinolone acetonide intraocular delivery system insertion，phacoemulsification，and intraocular lens implantation for severe uveitis.Am J Ophthalmol，2008，146（4）：589-594.

24. Bélair ML，Kim SJ，Thorne JE，et al.Incidence of cystoid macular edema after cataract surgery in patients with and without uveitis using optical coherence tomography. Am J Ophthalmol，2009，148（1）：128-135，e2.

（陆　惠　整理）

高度近视并发白内障

32. 近视是核性白内障的重要危险因素

WHO 报告称，全球目前有约 14 亿的近视患者，到 2020 年预计增长至 25 亿；其中，中国近视人群比例高达 47%，是近视患病高发国家之一。近年来，ARC 患者首诊年龄呈现年轻化趋势，其中近视合并 ARC 患者并不少见，因此 ARC 与近视的相关性逐渐引起了眼科医师的重视。在众多危险因素中，国内外流行病学研究资料已经表明：近视与核性 ARC 的发生发展有密切的相关性。Pan CW 等关于近视和 ARC 的 Meta 分析证实了近视与核性 ARC、后囊下 ARC 的发生有关。

根据屈光成分，近视可分为晶状体源性近视和轴性近视。行高压氧治疗或玻璃体切割术后的患者更易较早发生核性白内障、部分并发晶状体源性近视，提示近视度数的改变是核性白内障发展的征象，近视的增加与核性白内障的发生密切相关。Anderson

RS 等推测核性白内障形成的理论是氧自由基毒性作用损伤了晶状体蛋白，引起蛋白质分子致密聚集所致。Li Q 等对药物致玻璃体液化联合高氧的大鼠模型的研究、Boscia F 等对糖尿病和近视并发 ARC 患者晶状体中蛋白巯基水平下降年龄提前的研究、Klein BE 等对服用他汀类药物可降低人群 5 年内核性 ARC 的发病率的研究等诸多结果证实了氧化损伤是核性白内障发生的重要原因。尤其是 Li 等发现药物诱导玻璃体液化和玻璃体后脱离（posterior vitreous detachment，PVD）仅在失去玻璃体屏障的保护作用后对晶状体代谢相关的生化指标影响显著。

关于轴性近视与 ARC 的关系，以往的研究认为高度近视和长眼轴是核性白内障的重要诱因，中度近视和中度眼轴延长亦和核性 ARC 相关。研究证实，高度近视眼玻璃体液化发生早、范围广，并随近视度数增加而加剧；玻璃体液化可促进 PVD 的发生，而后者可导致玻璃体氧含量的增加。因此有学者推测近视和长眼轴有助于玻璃体液化和核性白内障的发生，并尝试用上述氧化损伤理论解释长眼轴与 ARC 的关系。最新研究发现：在印度人群中，近视与核性 ARC、后囊下 ARC、原发性开角型青光眼正相关，并且在核性 ARC 和近视呈现的正相关关系中，核性 ARC 的发生和晶状体的屈光状态有密切关系，而和眼轴长度无明显相关。关于核性 ARC 与眼轴长度的关系和相关机制，还需不同人种、不同地区的多中心、大样本量的流行病学研究和相关基础研究的支持。

33. 高度近视并发白内障手术属于复杂性手术，应进行详细的术前评估

众所周知，高度近视合并 ARC 患者较正常 ARC 更为复杂，主要表现在以下几个方面：第一，巩膜壁较薄弱且厚度不均，常伴有玻璃体液化导致对巩膜的支撑力不足，因此手术时由于前房被切开，前房内压力变小，巩膜塌陷，而如行巩膜隧道切口尤其是跨越角膜缘血管弓时，易发生术中出血。第二，晶状体悬韧带数目相对较少且较脆弱，加之前房较深，虹膜不能紧贴于晶状体前表面，晶状体的稳定性下降，因此术中易出现悬韧带离断、晶状体脱位、玻璃体脱出等并发症，而玻璃体脱出是该类患者术中及术后出现一系列并发症的重要因素。据报道，高度近视合并 ARC 患者白内障术中出现玻璃体脱出者，术后更易发生视网膜脱离。第三，与正常 ARC 相比，高度近视合并 ARC 患眼的晶状体囊袋大、皮质多、核大且硬，术中如能量使用不当，容易导致后囊膜破裂，而脆弱的悬韧带和较大的囊袋常导致术后 IOL 脱位的概率增加。

在中国老年人群中，AL ≥ 27.0mm 和 ≥ 29.0mm 的近视患者比例分别达到 8.1% 和 4.1%，显著高于欧美人群。同时，高度近视患者较正视和远视发生 ARC 的年龄相对较早，患者晶状体常表现为中央逐渐出现浑浊直至核性 ARC 逐渐形成。早期核性混浊虽然不严重，但位于视轴区，矫正视力提高不明显，配戴眼

镜虽能保留一定的视力，但也难以满足日常生活用眼的需求。随着超声乳化白内障吸除术的推广和低负度数人工晶状体的普及，使这部分患者的手术治疗时间越来越提前。目前认为即使晶状体轻度混浊，只要矫正视力 < 0.5、影响患者日常生活，即可考虑手术。一方面可以提高视力、缓解视疲劳，如条件满足并植入多焦点、可调节等功能性 IOL，则可明显改善术后全程视力及视觉质量，并提高脱镜率；另一方面，ARC 早期核硬度低，术中 PHACO 使用能量小、时间短，角膜内皮细胞丢失较少，后囊膜破裂等术中并发症发生率低。同时，高度近视患者多双眼并发 ARC，如一眼已行白内障摘除联合 IOL 植入术，术后呈正视或低度近视，而对侧眼未行手术呈高度近视状态，则必然导致单眼术后较为严重的屈光参差。故两眼白内障术后间隔时间不宜太长，以 2 ～ 3 个月为宜；即使对侧眼 ARC 很轻，亦应在短期内手术。国外文献报道透明晶状体摘除联合低负度数 IOL 植入以矫正轴性高度近视，患者术后取得较好的远视力，该治疗方案在国内也在逐渐开展。

鉴于高度近视并发白内障患眼的解剖特殊性，对患者进行详细的眼部检查和术前评估极为重要。应详细询问病史，包括戴镜史、屈光手术史、眼外伤史、内眼手术史，排除合并未控制的青光眼、视网膜脱离等眼病患者，排除合并未控制的高血压、糖尿病患者。高度近视并发白内障患者术前检查与正常白内障基本相同。除此之外，应结合眼 A/B 超、超声生物显微镜、眼底像、

OCT 等检查结果以充分掌握晶状体与周围眼组织的关系，并了解是否发生后巩膜葡萄肿及玻璃体混浊，亦可行视觉电生理检查以评估术后视力情况。如发现视网膜周边干性裂孔则需要先行视网膜光凝，以减少术后发生视网膜脱离的机会。对于严重的玻璃体混浊及视网膜脱离患者，需要联合玻璃体切割手术。

34. 完美的手术效果依赖于准确的生物测量、精确的人工晶状体计算公式及合适的人工晶状体类型

AL 和角膜曲率是 IOL 计算公式中最为重要的两个参数，而 AL 对 IOL 计算误差的影响最大。据统计，1mm 的 AL 测量误差可导致 2.5D ~ 3.0D 的屈光误差。目前常用的 AL 测量方法有接触式 A 超、浸入式 B 超和 IOL-Master。研究表明，浸入式 B 超、IOL-Master 对 AL 测量的准确性优于传统 A 超。当然，技术娴熟的医技人员利用接触式 A 超同样能够达到与前两者相当的精确度，但应注意测量时 A 超探头不要对眼球施加任何压力，并应反复测量 AL 取平均值。在 IOL 的计算公式中，AL 值为角膜顶点至黄斑中心凹的距离，因此，如何确定黄斑中心凹的位置是 AL 测量的关键。高度近视患者眼轴长，部分存在后巩膜葡萄肿，常导致 AL 测量出现误差，可先通过 B 超确定黄斑中心凹的位置。

可靠的生物学参数结果必须应用于精确的 IOL 计算公式，以尽最大可能减小患者术前预留屈光度数与术后实际屈光度数之间的误差。目前，国内常用的 IOL 计算公式以第三代（SRK-T、

Holladay Ⅰ、Hoffer Q）和第四代（Haigis、Holladay Ⅱ）为主。对于 AL ＜ 22mm 的患者，Haigis 和 Hoffer Q 公式较为准确；而 AL 为 22 ～ 26mm 时，上述三代、四代公式精确度相当；当 AL ＞ 26mm 时，Haigis 及 SRK-T 公式是较好的选择。亦有研究认为，当 AL ＞ 30mm 时，Haigis 公式的准确度较 SRK-T 高。

目前，如术中未发生严重的并发症且眼内条件合适，高度近视合并 ARC 患者术中均常规植入 IOL，在摘除混浊的晶状体的同时亦达到了矫正屈光的目的。此外，术中 IOL 的植入重建了晶状体 - 虹膜膈屏障，减少了玻璃体震荡前移甚至是玻璃体疝出的概率，因此，玻璃体对视网膜的牵拉力下降，降低了术后视网膜脱离及黄斑水肿的发生率。Bigbag IOL 是专门为高度近视患者设计的 IOL，总直径为 10.35mm，其中光学部为前凸后凹形态设计，直径为 6.50mm，较一般 IOL 直径为 5.00 ～ 5.50mm 的光学部更大。高度近视合并 ARC 患者多伴有玻璃体液化、周边视网膜变性，Bigbag IOL 的大光学部更有利于术后的眼底检查和可能发生的玻璃体视网膜手术，并且该 IOL 为三襻式设计，保证了植入囊袋后良好、稳定的居中性，从而更好地支撑囊袋，降低后囊膜皱褶的发生率并维持玻璃体的形态。此外，多焦点、可调节等高端功能性 IOL 能够为患者提供较为良好的术后全程视力。但是，对于合并青光眼、角膜病、视网膜脱离等眼病，术前角膜散光≥ 1.0D，有角膜屈光手术史，瞳孔直径＞ 5.5mm 或＜ 3.0mm，对夜间眩光敏感及预计术后视力不佳的患者，则不宜植入高端功能性 IOL。此外，术前及术中应评估是否需要植入囊袋张力环，其主要作用是：植入后可稳定囊袋，维持正常的囊袋形状；支撑悬韧带断裂或松弛部位的囊袋，使支撑力平均分布于整个囊袋赤道部，其张力对抗了剩余悬韧带的牵拉力，减少非对称性的囊袋张力，减少悬韧带进一步断裂或损伤的可能，并降低 IOL 偏心或移位的发生率；稳定玻璃体前界膜，减少玻璃体脱出。亦有文献报道，囊袋张力环植入后能够抑制赤道部晶状体上皮细胞的迁移、增殖，从而可能减少后发性白内障的发生率。

高度近视患者往往术前裸眼近视力优于裸眼远视力，且近视多年的生活习惯导致对术后近视力的期望值较远视力高，而白内障摘除联合 IOL 植入术后睫状肌、悬韧带的调节功能丧失，因此术前选择 IOL 时应根据患者职业、生活习惯及视远视近需求，同时参考对侧眼的情况，预留一定的近视度数，避免术后出现视近困难。另外，高度近视患者囊袋较大、玻璃体液化程度高，对 IOL 的支撑作用减弱，术后 IOL 可向后移位，从而产生远视漂移。综合上述因素，我们认为，除非患者表现出强烈的术后脱镜意愿，术前预留 $-3.00D$ 左右的近视是比较合适的。

35. 了解高度近视的特点，充分掌握手术技巧，可保证手术的顺利进行

目前高度近视合并白内障手术多采用表面麻醉，尤其对患有心血管病等全身疾病的老年患者，手术安全性高，步骤简单；

而过长、变薄且失去规则圆弧形的球壁增加了传统的球后或球周麻醉刺穿球壁的危险，可能导致球周、球内出血，麻醉药物误入球内，以及视网膜中央动脉痉挛、视网膜缺血等并发症。对于手术切口而言，透明角膜切口具有切口小且对眼组织损伤小、恢复快、术后散光小等优点，已被多数医师所采用；当然一些医师仍习惯采用巩膜隧道切口，若术中出现娩核困难、后囊膜破裂等并发症，该类切口有利于术者及时扩大切口并改为白内障囊外摘除术，适合大核、硬核患者及植入硬性 IOL 患者。

如前所述，高度近视患者具有眼轴长、巩膜壁薄、悬韧带脆弱、玻璃体液化等病理特点，术中易发生前房加深、前房涌动从而增加术后视网膜脱离及黄斑囊样水肿的风险。患者悬韧带的承受力和晶状体囊袋的完整性是手术顺利进行的保证，因此，术中应注意以下几点：①前囊膜完整的连续环形撕囊能够提供强伸展力和抗撕力的囊口，并应根据核的大小确定囊口直径，一般以 5.5 ~ 6.0mm 为宜，直径过小影响手术操作安全且术后有出现囊袋皱缩综合征的风险，直径过大影响术后 IOL 的稳定性且容易撕裂前囊膜并损伤悬韧带。②充分的水分离和水分层，目的是游离晶状体核，减少操作过程中对悬韧带的牵拉，但切忌注水太多，增加囊袋内压力，导致悬韧带离断、后囊膜破裂。③高度近视患者由于变性液化的玻璃体支撑作用下降，术中易出现晶状体 - 虹膜膈的后移，前房加深，加之前房的不稳定刺激虹膜，往往导致瞳孔缩小。因此，应适当调低灌注瓶高度和灌注压，出现前房加深时，亦应降低灌注瓶高度和灌注压进行操作。但前房较深也有其优点，超声乳化探头可远离角膜内皮，对内皮细胞的损伤相对较小，因而高度近视合并 ARC 患者即使晶状体核较硬，术后角膜水肿仍相对较轻。④超声乳化过程中的能量和时间与后囊膜损伤的发生率呈正相关，应适当控制，并尽量减少不必要的能量释放，可采用原位超声乳化法。此外，I/A 抽吸皮质临近结束时可先植入 IOL，然后再抽吸囊袋内残余的皮质，从而减少后囊膜波动。若术中发现前房异常加深，应停止超声乳化，提示后囊膜破损的可能。对于核大而硬的患者，有学者建议采用手法碎核从而避免超声能量带来的损伤，同时可避免小切口整个核娩出时前房的瞬间塌陷，减少对虹膜组织的扰动。⑤术中应彻底地清除晶状体皮质并进行精细的后囊膜和赤道部囊膜抛光，从而减少术后后发性白内障的发生。有研究表明，术后发生后发性白内障时 Nd：YAG 激光后囊膜切开术与视网膜脱离的发生率呈正相关。此外，术后糖皮质激素、非甾体类抗炎药的使用亦可减少眼内炎症，对于减少后发性白内障的发生亦非常重要。⑥若术中出现悬韧带部分离断、后囊膜破裂，可采用囊袋内与悬韧带离断方向同向植入 IOL、睫状沟与悬韧带离断方向垂直植入 IOL 以及囊袋内张力环联合 IOL 植入等方式。

36. 重视白内障术后复诊和并发症的治疗

高度近视并发白内障术后常见的并发症是视网膜脱离、黄斑囊样水肿、后发性白内障等。研究表明，术后视网膜脱离的发生率为 3%～4%，尤以年龄小、男性患者发生率高。如果术中出现玻璃体脱出，则术后视网膜脱离更易发生，因此术中保持后囊膜的完整性是手术的关键。同时，术后 1 个月可散瞳行三面镜检查或眼底像检查。若发现有视网膜干性裂孔、视网膜变性，应及时行预防性激光光凝手术。术后视力提高不明显，怀疑有黄斑囊样水肿患者，可行黄斑 OCT、眼底像检查，评估黄斑部视网膜情况，并针对囊样水肿进行相应治疗。对于后发性白内障，若后囊混浊区域位于周边部，对视力影响较小，可暂不施行 Nd：YAG 激光治疗，以避免视网膜脱离的风险；对混浊区域位于视轴区、对视力影响较大者，后囊激光切开的区域应较非高度近视患者小，以减少对后极部的骚扰。尤其是对于植入可调节、多焦点等高端 IOL 患者，行 Nd：YAG 激光治疗更应谨慎，尽量降低视网膜脱离发生率的同时应避免损伤 IOL。

参考文献

1. Pan CW，Cheng CY，Saw SM，et al.Myopia and age-related cataract：a systematic review and Meta-analysis.Am J Ophthalmol，2013，156（5）：1021-1033，e1.

2. Holekamp NM，Shui YB，Beebe DC.Vitrectomy surgery increases oxygen exposure to the lens：a possible mechanism for nuclear cataract formation.Am J Ophthalmol，2005，139（2）：302-310.

3. Li Q, Yan H, Ding TB, et al.Oxidative responses induced by pharmacologic vitreolysis and/or long-term hyperoxia treatment in rat lenses.Curr Eye Res, 2013, 38 (6): 639-648.

4. Boscia F, Grattagliano I, Vendemiale G, et al.Protein oxidation and lens opacity in humans.Invest Ophthalmol Vis Sci, 2000, 41 (9): 2461-2465.

5. Chen SN, Lin KK, Chao AN, et al.Nuclear sclerotic cataract in young patients in Taiwan.J Cataract Refract Surg, 2003, 29 (5): 983-988.

6. Sebag J.Vitreous: the resplendent enigma.Br J Ophthalmol, 2009, 93 (8): 989-991.

7. Beebe DC, Holekamp NM, Siegfried C, et al.Vitreoretinal influences on lens function and cataract.Philos Trans R Soc Lond B Biol Sci, 2011, 366 (1568): 1293-1300.

8. Holekamp NM, Harocopos GJ, Shui YB, et al.Myopia and axial length contribute to vitreous liquefaction and nuclear cataract.Arch Ophthalmol, 2008, 126 (5): 744.

9. Pan CW, Cheung CY, Aung T, et al.Differential associations of myopia with major age-related eye diseases: the Singapore Indian Eye Study.Ophthalmology, 2013, 120 (2): 284-291.

10. Terzi E, Wang L, Kohnen T.Accuracy of modern intraocular lens power calculation formulas in refractive lens exchange for high myopia and high hyperopia.J Cataract Refract Surg, 2009, 35 (7): 1181-1189.

11. Wang JK, Chang SW.Optical biometry intraocular lens power calculation using

different formulas in patients with different axial lengths.Int J Ophthalmol, 2013, 6 (2)：150-154.

12. Roessler GF, Dietlein TS, Plange N, et al.Accuracy of intraocular lens power calculation using partial coherence interferometry in patients with high myopia. Ophthalmic Physiol Opt, 2012, 32 (3)：228-233.

13. Neuhann IM, Neuhann TF, Heimann H, et al.Retinal detachment after phacoemulsification in high myopia：analysis of 2356 cases.J Cataract Refract Surg, 2008, 34 (10)：1644-1657.

14. Wang Q, Zhao G, Wang Q, et al.Visual quality after AcrySof IQ ReSTOR intraocular lens implantation in eyes with high myopia.Eur J Ophthalmol, 2012, 22 (2)：168-174.

（李 霄 整理）

糖尿病性白内障

37. 重视糖尿病性白内障发生的诸多高风险因素

国际糖尿病联合会最新统计数据显示，截至 2013 年全世界约有 3.82 亿人罹患糖尿病，其中中国糖尿病患者约有 9840 万人，根据这一统计数据，预计到 2035 年时，全球糖尿病患者可达 5.92 亿。糖尿病性白内障（diabetic cataract，DC）作为其眼部重要并发症之一，已上升为仅次于糖尿病性视网膜病变的第二大眼部并发症，是糖尿病眼部并发症中致盲的最常见原因。糖尿病性白内障可分为两类，合并老年性白内障的糖尿病性白内障以及真性糖尿病性白内障，后者多见于 1 型的青少年糖尿病患者。糖尿病患者年龄相关性白内障的发病率通常要高于非糖尿病患者，而且发生年龄提前，白内障的成熟较快。在中国 2 型糖尿病患者中，白内障发病率高达 62.37%，且糖尿病病程越长，白内障发病率越高。

在众多 DC 发病的高风险因素中，血糖控制程度及糖尿病病程是主要的高风险因素。一些大的流行病研究结果显示：严格控制血糖可以降低成人 2 型糖尿病性白内障的患病率。早期强化胰岛素治疗对于患有 1 型糖尿病的孩子及青少年患白内障的风险可以减低 50% 左右。糖尿病的病程与皮质性白内障的发病率增加及接受白内障手术的频度增加相关。在 The Wisconsin Epidemiologic Study of Diabetic Retinopathy（WESDR）研究中发现，在年轻糖尿病患者中，病程越长、检查时年龄越大、越严重的糖尿病视网膜病变、应用利尿剂和高糖化血红蛋白水平都是白内障形成的高发因素。除了以上因素，低眼压、吸烟、低收缩压是老年糖尿病人群白内障发病的高风险因素。

明确糖尿病性白内障发病的高风险因素，积极控制血糖，尽早及规律地进行眼科检查是早期发现白内障并且合理地掌握白内障手术时机的关键。

38. 多元醇通路参与了糖尿病性白内障的发生与发展

多元醇通路，又名山梨醇通路，是指葡萄糖经醛糖还原酶（AR）还原成山梨醇，后者又经山梨醇脱氢酶（SDH）氧化生成果糖。在正常人的晶状体内，葡萄糖主要经糖酵解这条通路进行代谢，AR 的活性被抑制，山梨醇生成量少。但是在糖尿病患者，由于血糖升高，AR 被激活表达量增加，在通路里紧随其后的山梨醇的生成量也随之升高，但 SDH 的活性并未相应地增加，因此导致山梨醇在晶状体内生成多于代谢而淤积在细胞内。山梨醇不易通过细胞膜的特性使得细胞内不断蓄积的山梨醇通过吸收水分导致细胞内渗透压增高，并发 Na^+/K^+-ATP 酶活性降低、电解质失衡等一系列复杂的生化改变，从而出现晶状体纤维水肿、断裂，最终引起晶状体的混浊，形成糖尿病性白内障。多元醇通路引起的这种"渗透压假说"在 1 型糖尿病患者的"快速白内障"发病的原因中扮演重要角色。

对于成年糖尿病患者的"慢性白内障"，AR 和发病也有明显相关性。研究证实，60 岁以下初发糖尿病的患者晶状体后囊膜混浊的发病率和血红细胞内 AR 的量呈正相关。升高的 AR 通过引起晶状体上皮的凋亡，诱发内质网应激和氧化应激等机制，损伤晶状体蛋白产生白内障。

因此，无论是"快速白内障"还是"慢性白内障"形成，多元醇通路都在其中发挥着主要或辅助的作用。对于不同个体因其血糖、病程以及其他代谢指标的不同，多种机制互相参与、互相影响，最终导致晶状体混浊发展成白内障。

39. 非酶糖基化是糖尿病性白内障发生的另一重要因素

非酶糖基化（non-enzymatic glycosylation，NEG）是一系列复杂的非酶促反应，在这个反应中，蛋白质与葡萄糖首先生成不稳定的 Schiff 碱，继而形成 Amadori 产物，这些早期的糖基化产物再经过氧化、重排、交联等过程，最终形成大量的晚期糖基化终末产物（advanced glycation end products，AGEs）。在机体正常衰老的过程中也存在 NEG，但是在高血糖状态下更容易过量形成 AGEs。葡萄糖的浓度和蛋白质的半衰期决定蛋白质非酶糖基化反应速率和程度。在高血糖持续状态下，半衰期较长的晶状体蛋白更容易发生 NEG 形成大量的 AGEs，使得糖尿病患者晶状体混浊发展至白内障的概率加大。晶状体内生成的 AGEs 能够跟相邻蛋白上游离的氨基以共价键结合形成 AGEs 交联结构，这种变性交联产物是很稳定且不可逆的。晶状体蛋白在高糖环境中发生 NEG 导致大量 AGEs 积聚在晶状体中导致晶状体混浊。在糖尿病患者混浊的晶状体及糖尿病大鼠模型的晶状体中均证实了大量 AGEs 的存在。

AGEs 可通过多种途径引起糖尿病性白内障的发生：① AGEs 可引起晶状体蛋白结构和功能的改变。α- 晶状体蛋白在哺乳动物晶状体总蛋白含量中约占 40%，包含 αA- 晶状体蛋白和 αB- 晶状体蛋白，均属于"小热休克蛋白"家族，具有伴侣活性，在细胞处于应激和病理状态时，它们能阻止细胞程序性死亡和蛋白变性聚集，从而在维持晶状体透明性方面发挥重要作用。α- 晶状体蛋白发生 NEG 后可发生构象改变、物理化学性质及功能改变，使晶状体蛋白分子伴侣活性降低或丧失，使其维持晶状体透明性的功能减弱或丧失，导致晶状体混浊。② AGEs 还可使超氧化物歧化酶（superoxide dismutase，SOD）、过氧化氢酶（catalase，CAT）等一些重要抗氧化酶活性降低，导致晶状体对氧化损伤的抵抗能力减弱。另外，AGEs 也可与晚期糖基化终末产物受体（RAGE）相互作用，生成大量活性氧自由基（reactive oxygen species，ROS），诱发氧化应激，蛋白质交联、聚集，形成大量不溶性的蛋白质－蛋白质二硫化物，引起晶状体混浊。③在高血糖状态下，晶状体上皮细胞内 AGEs 的数量增加，与 RAGE 结合后可以通过激活 NF-κB 信号通路使诱导型一氧化氮合成酶生成增加，从而导致晶状体上皮细胞凋亡，这也是 DC 发生的一个原因。

40. 氧化应激是"慢性糖尿病性白内障"形成的主要原因

在年龄＞50 岁的中老年糖尿病患者中，白内障的快速形成并不多见，晶状体混浊发展成白内障是一个相对较长的过程。但这部分糖尿病患者中白内障的发病率明显高于同龄的非糖尿病患者群。糖尿病患者晶状体慢性混浊过程中，高血糖引起的渗透压途径不是晶状体混浊的主要原因，而氧化应激是一个重要的影响因素。

对糖尿病患者及糖尿病动物模型的研究均显示高血糖可以导致机体内自由基产生增多，氧化应激明显增加。在晶状体内高血糖使得细胞内糖代谢加强，线粒体功能的异常活跃导致生成大量

ROS，继而引起氧化应激增加。在一项针对 2 型糖尿病患者的研究中发现，糖尿病患者血液中及通过白内障囊外摘除术中取出的晶状体中含铜锌的超氧化物歧化酶（CuZn-SOD）及过氧化氢酶的含量均较同龄非糖尿病患者降低；而作为自由基致氧化应激损伤的标志物丙二醇（MDA）在糖尿病患者血液及晶状体内的升高说明晶状体内抗氧化能力下降，氧化及抗氧化系统失衡，是导致此类糖尿病患者晶状体混浊的重要原因。

氧化应激与多元醇途径也存在着密切的关系，其机制基本可以分为以下 3 个方面：①葡萄糖代谢多元醇途径中的关键酶 AR 在把葡萄糖还原成山梨醇的过程中需要其辅助因子还原型辅酶 Ⅱ（NADPH）作为还原剂。NADPH 同时也是谷胱甘肽（GSH）还原酶的辅酶，用于维持 GSH 的还原状态。晶状体内葡萄糖增多导致 AR 激活的同时 NADPH 大量耗竭，不能同时发挥还原型 GSH 的辅酶作用，这使得还原型谷胱甘肽的量减少，导致胞内抗氧化剂减少，这就使晶状体内整个抗氧化防御体系受损。②在葡萄糖代谢多元醇途径中的第二个环节，山梨醇经过山梨醇脱氢酶氧化生成果糖。SDH 发挥作用需要协同因子辅酶 Ⅰ（nicotinamide adenine dinucleotide，NAD+）转变成还原型辅酶 Ⅰ（reduced form of nicotinamide-adenine dinucleotid，NADH），α/β-NADH 是 NADH 氧化酶的底物，可转变产生自由基，导致晶状体氧化应激增加。③葡萄糖代谢多元醇途径的最后产物是果糖，它的代谢产物果糖 -3- 磷酸盐和 3- 脱氧葡萄糖醛酮都是比葡萄糖更强的非酶糖化剂，大量的葡萄糖经多元醇途径将产生更多的 AGEs，AGEs 与其受体 RAGE 结合会产生大量的自由基，加重晶状体的氧化应激。

对于血糖控制相对平稳的糖尿病患者，晶状体内的山梨醇浓度并不是很高，晶状体可以通过渗透压自身调节来适应这种慢性渗透压的改变。有研究利用 $SDH^{-/-}$ 大鼠建立糖尿病慢性白内障模型来观察渗透压调节能力，在这种模型大鼠血液中山梨醇浓度慢性中等度升高，晶状体混浊不是因为发生快速的渗透压改变，而是因为慢性氧化应激导致 Na^+/K^+-ATP 酶活性的下降导致晶状体渗透压调节能力降低，从而解释了血糖控制相对平稳的糖尿病患者晶状体混浊较同龄非糖尿病患者提早的原因。

总之，在慢性血糖升高的过程中，无论从哪个途径导致氧化与抗氧化系统不均衡，都会使氧化应激增加，引起晶状体的混浊。

41. 糖尿病患者白内障手术时机的选择

糖尿病患者白内障的发病率高于非糖尿病同龄人群，白内障晶状体摘除术是唯一的解决方法，但是对于糖尿病患者白内障手术时机的选择还是存在很多争议。20 世纪 90 年代的临床研究通过对糖尿病患者白内障摘除术后视功能及并发症的观察，发现这类患者手术中更容易出现积血、后囊膜破裂等并发症；术后更易引起或加重黄斑水肿、糖尿病视网膜病变的进展、虹膜新生血管的出现或新生血管性青光眼、玻璃体积血、术后眼内感染等并发症，因此有学者认为对于糖尿病白内障患者不宜过早进行白内障手术，对于手术时机的选择要更加谨慎。

超声乳化手术技术应用于临床以来，相比于白内障囊内摘除术（ICCE）及囊外摘除术（ECCE）来说，超声乳化手术具有的时间短、损伤小、恢复快等优点使白内障手术进入了一个新的里程，白内障患者可以更早、更便捷地接受白内障手术，提高视觉质量。加上近年来 OCT 对黄斑水肿的情况可以随时进行监测、视网膜光凝技术及抗血管内皮生长因子（VEGF）药物的迅猛发展，逐渐改变了糖尿病患者白内障手术时机的选择，并且大大提高了术后视功能的改善。对糖尿病白内障患者尽早进行白内障手术可以为全面观察糖尿病视网膜病变、黄斑水肿的情况及进展以及进行光凝或药物治疗提供便利条件。有观点认为，白内障术后引起的玻璃体后脱离还有一定减缓糖尿病视网膜病变进展的作用。早期白内障手术因为晶状体混浊的程度不太重，因此手术操作相对简单，手术时间相对较少，会减少对眼内组织的扰动，大大减少手术的并发症，保证术后视功能的良好恢复，而且不会在术后加重糖尿病视网膜病变。

糖尿病视网膜病变是最终影响糖尿病患者视功能的危险因素，白内障手术时机与糖尿病视网膜病变的关系一直是被关注的焦点，究竟白内障手术是否对糖尿病视网膜病变的进展有没有影响还没有确定的答案。有研究显示，轻度到中度的非增殖期糖尿病视网膜病变（NPDR）患者在白内障手术后 1 年糖尿病视网膜病变进展的比率约为 12%，较未手术眼（10.8%）略高一些。因此轻度的糖尿病视网膜病变患者，早期进行白内障手术不会加重术后糖尿病视网膜病变的程度，并且有益于监测糖尿病视网膜病变的发展。对于那些具有进展为增殖性糖尿病视网膜病变（PDR）高风险因素的患者，以及重度 NPDR 及 PDR 患者，白内障手术之前尽可能进行视网膜光凝或术后早期光凝。目前认为白内障术后加重糖尿病视网膜病变的风险因素有术前血糖控制不好、术前存在较重的 PDR、年龄大、术中后囊破裂等。

42. 给予糖尿病患者更多更细致的术前检查及评估

糖尿病患者白内障发病率较同龄非糖尿病患者高，白内障手术是他们获取改善视功能及检查治疗其他糖尿病眼病的重要渠道。随着现代白内障手术技术不断发展，完善的手术技术、手术设备及不断完善的人工晶状体的临床应用，使得白内障患者能够在术后拥有更加完美的视功能。但因为伴有糖尿病，使得这部分患者术后容易出现角膜水肿、黄斑水肿、糖尿病视网膜病变加重等影响视力改善的并发症。因此，针对这类患者细致的术前检查及评估对于手术的成功是非常重要的。

施行术前常规眼科检查时要仔细评估晶状体混浊程度与患者视力是否匹配。因为糖尿病患者较易出现晶状体后囊下混浊，对于眼底的检查有妨碍。对于一位从未进行过眼部检查的糖尿病患者来说，如果术前视力很差但晶状体混浊却不严重，高度提示患者存在糖尿病视网膜病变或糖尿病视神经病变等影响视力的眼部改变，因此对于术后视力的恢复及可能出现的并发症要做好预判。

糖尿病患者术前瞳孔不易散大，术中操作时瞳孔易缩小，易损伤虹膜，故建议术前1周开始使用非甾体类抗炎药，以维持术中瞳孔散大。糖尿病患者术后易出现角膜水肿及角膜内皮的损伤，故术前要常规进行角膜内皮的检查，仔细评估角膜内皮细胞数。术前应尽量散瞳检查眼底，对于瞳孔散不大、屈光间质欠清的患者，OCT及眼底照相可以帮助医师判断患者是否存在黄斑水肿及糖尿病视网膜病变。如果术前已存在较明显的糖尿病视网膜病变或黄斑水肿，应尽可能在白内障手术前进行视网膜光凝或抗VEGF等治疗，同时加以严格地控制血糖、血压等全身指标。

43. 手术治疗——细节决定成败

有经验的手术医师及术中轻柔有效的操作是糖尿病患者白内障手术成功的重要因素。在进行超声乳化手术时尽量选择小切口，术中合理选择运用黏弹剂保护角膜内皮。尽量减低超声能量，减少进入眼内的液流量，眼内操作时要轻柔，避免损伤虹膜，以减少术后炎性反应。糖尿病患者术前瞳孔不易散大，术中操作时瞳孔易缩小影响后续操作，可以采取前房内注射阿托品及肾上腺素、虹膜拉钩、瞳孔扩张器等方式扩大瞳孔，尽量避免应用虹膜括约肌切开、瞳孔领剪除等破坏性操作，因为糖尿病患者免疫功能低下，损伤虹膜会导致血 – 房水屏障及血 – 视网膜屏障破坏，前列腺素释放增加，从而加重术后炎症反应。如果患者已经存在虹膜新生血管或有高风险因素存在时，术中更应注意保护虹膜，以免新生血管出血影响手术操作。对于严重的虹膜新生血管，可以选择术前或术中玻璃体内注射抗 VEGF 药物。糖尿病患者容易出现术后前囊皱缩、后囊混浊等术后并发症，故手术中撕囊应尽量增大，这样操作还能为术后周边网膜的观察及光凝操作提供更好的视野。相应地选择光学面直径大（6.0mm 或＞ 6.0mm）的人工晶状体更有益于术后眼底的观察。方形边缘设计及丙烯酸酯材质的人工晶状体可以起到预防后发障的作用，对于后发障高发的糖尿病患者有益。对于无糖尿病视网膜病变或轻度糖尿病视网膜病变的糖尿病患者进行不复杂的白内障手术，可以选择多焦点人工晶状体或可调节人工晶状体。相反，有明显糖尿病视网膜病变或黄斑水肿的患者选择单焦点人工晶状体即可。

　　总之，对于糖尿病患者的白内障手术要注意每一个手术环节，减少不必要的操作，加强保护意识，尽可能缩短手术时间，注重每一个细节，以成就完美的手术。

参考文献

1. Michael J，Fowler. Microvascular and Macrovascular Complications of Diabetes.

Clinical Diabetes, 2008, 26 (2): 77-82.

2. Florys B, Ofdytowska A, Gfowińska B, et al.Prevalence of chronic diabetes complications depending on the method of insulin therapy in children and adolescents with type 1 diabetes.Endokrynol Diabetol Chor Przemiany Materii Wieku Rozw, 2004, 10 (1): 31-39.

3. Di Mario U, Pugliese G.15th Golgi lecture: from hyperglycaemia to the dysregulation of vascular remodelling in diabetes.Diabetologia, 2001, 44 (6): 674-692.

4. Nishikawa T, Edelstein D, Brownlee M.The missing link: a single unifying mechanism for diabetic complications.Kidney Int Suppl, 2000, 77:S26-S30.

5. Hashim Z, Zarina S.Antioxidant markers in human senile and diabetic cataractous lenses.J Coll Physicians Surg Pak, 2006, 16 (10): 637-640.

6. Cammarata PR, Schafer G, Chen SW, et al.Osmoregulatory alterations in taurine uptake by cultured human and bovine lens epithelial cells.Invest Ophthalmol Vis Sci, 2002, 43 (2): 425-433.

7. Chan AW, Ho YS, Chung SK, et al.Synergistic effect of osmotic and oxidative stress in slow-developing cataract formation.Exp Eye Res, 2008, 87 (5): 454-461.

8. Muthenna P, Raghu G, Akileshwari C, et al.Inhibition of protein glycation by procyanidin-B2 enriched fraction of cinnamon: delay of diabetic cataract in rats.IUBMB Life, 2013, 65 (11): 941-950.

9. Clark SL, Santin AE, Bryant PA, et al.The initial noncovalent binding of

glucose to human hemoglobin in nonenzymatic glycation.Glycobiology，2013，23（11）：1250-1259.

10. Kim YS，Kim NH，Lee SW，et al.Effect of protocatechualdehyde on receptor for advanced glycation end products and TGF-beta1 expression in human lens epithelial cells cultured under diabetic conditions and on lens opacity in streptozotocin-diabetic rats.Eur J Pharmacol，2007，569（3）：171-179.

11. Gangadhariah MH，Wang B，Linetsky M，et al.Hydroimidazolone modification of human alphaA-crystallin：Effect on the chaperone function and protein refolding ability.Biochim Biophys Acta，2010，1802（4）：432-441.

12. Bhattacharyya J，Shipova EV，Santhoshkumar P，et al.Effect of a single AGE modification on the structure and chaperone activity of human alphaB-crystallin. Biochemistry，2007，46（50）：14682-14692.

13. Hashim Z，Zarina S.Antioxidant markers in human senile and diabetic cataractous lenses.J Coll Physicians Surg Pak，2006，16（10）：637-640.

14. Ding Y，Kantarci A，Hasturk H，et al.Activation of RAGE induces elevated O2- generation by mononuclear phagocytes in diabetes.J Leukoc Biol，2007，81（2）：520-527.

15. Kim J，Kim CS，Sohn E，et al.Lens epithelial cell apoptosis initiates diabetic cataractogenesis in the Zucker diabetic fatty rat.Graefes Arch Clin Exp Ophthalmol，2010，248（6）：811-818.

16. Stein JD.Serious adverse events after cataract surgery.Curr Opin Ophthalmol，2012，23（3）：219-225.

中国医学临床百家

17. Narendran N，Jaycock P，Johnston RL，et al.The Cataract National Dataset electronic multicentre audit of 55，567 operations：risk stratification for posterior capsule rupture and vitreous loss.Eye（Lond），2009，23（1）：31-37.

18. Kim SJ，Equi R，Bressler NM.Analysis of macular edema after cataract surgery in patients with diabetes using optical coherence tomography.Ophthalmology，2007，114（5）：881-889.

19. Ostri C，Lund-Andersen H，Sander B，et al.Phacoemulsification cataract surgery in a large cohort of diabetes patients：visual acuity outcomes and prognostic factors.J Cataract Refract Surg，2011，37（11）：2006-2012.

20. Javadi MA，Zarei-Ghanavati S.Cataracts in diabetic patients：a review article.J Ophthalmic Vis Res，2008，3（1）：52-65.

21. Fintak DR，Ho AC.Perioperative and operative considerations in diabetics. Ophthalmol Clin North Am，2006，19（4）：427-434.

22. Mirshahi A，H?hn F，Lorenz K，et al.Incidence of posterior vitreous detachment after cataract surgery.J Cataract Refract Surg，2009，35（6）：987-991.

23. Wahab S，Faiz-ur-Rab K，Das Hargun L.Early phacoemulsification in diabetic cataract for early recognition and management of diabetic macular oedema.J Coll Physicians Surg Pak，2013，23（6）：401-404.

24. Haddad NM，Sun JK，Abujaber S，et al.Cataract surgery and its complications in diabetic patients.Semin Ophthalmol，2014，29（5-6）：329-337.

25. Yang R，Sha X，Zeng M，et al.The influence of phacoemulsification on corneal endothelial cells at varying blood glucose levels.Eye Sci，2011，26（2）：91-95.

26. 中华医学会眼科学分会白内障与人工晶状体学组.中国白内障围手术期非感染性炎症反应防治专家共识（2015 年）.中华眼科杂志，2015，51（3）：163-166.

27. Kato S，Oshika T，Numaga J，et al.Anterior capsular contraction after cataract surgery in eyes of diabetic patients.Br J Ophthalmol，2001，85（1）：21-23.

（郭　佳　整理）

成熟期白内障

44. 成熟期白内障的临床特点是皮质白色混浊伴晶状体内压力升高

成熟期白内障目前病因不明，其特点是晶状体皮质充分水化，导致皮质晶状体纤维水肿，呈乳白色混浊。当发展到过熟期时，晶状体皮质完全液化，仅保留一个小而坚硬的晶状体核沉于囊袋下方，可随体位变化而移动，这称为 Morgagnian 白内障。虽然原因尚不明确，但普遍认为其最后的共同途径可能是房水通过渗透性增加的囊膜进入晶状体内，与晶状体物质混合引起皮质混浊，并使晶状体体积增大，静水压力升高，或"晶状体内压力"升高，最终引起房角变窄，甚至继发闭角型青光眼。

45. 成熟期白内障增加了白内障手术的难度

成熟期白内障囊袋内压力的增加只是手术复杂化的其中一

个因素，前囊膜张力过大，撕囊时常发生囊膜向周边部撕裂，造成撕囊困难。另外，成熟期白内障皮质分解液化，囊袋失去支撑而松弛；缺乏红光反射和术中液化的晶状体皮质溢出使术者很难看清囊膜，更增加了撕囊的难度；晶状体核浓缩硬度增加或呈无皮质的裸核，超声乳化更加困难和危险；晶状体囊膜皱缩易于破裂并缺乏皮质的衬垫，加上部分悬韧带非常脆弱，常发生退行性变，易引起晶状体脱位。这些临床特征增加了超声乳化手术的难度。

46. 白内障术前应完善视功能评估工作很重要

由于白内障完全混浊，眼底不能窥入，因此术前应进行完善的视功能评估，包括红绿色觉和光定位等。此外还应评估角膜内皮细胞的情况，若术中撕囊失败或后囊膜破裂，可能需要将晶状体核移入前房进行超声乳化。如果晶状体核硬度极高，而角膜内皮条件又相对较差，前房内超声乳化则是禁忌。最后，应该排除晶状体溶解性青光眼或皮质过敏性葡萄膜炎等，若存在这些情况，术前应给予相应的治疗，如使用糖皮质激素和（或）降眼压药物。

47. 连续环形撕囊是成熟期白内障手术最重要且最具挑战性的一步

影响成熟期白内障撕囊困难的因素很多，包括可见度差、囊膜易撕裂等，尤其在囊袋内静水压力增高，张力明显增大时，术前必须充分考虑。

成功的连续环形撕囊的决定因素在于清楚地显示前囊膜以及撕开的囊膜瓣。我们在临床中总结了一些提高撕囊可见度的方法。术者可以通过调节显微镜的参数，如提高放大倍率、镜头移动或 X-Y 轴改变的速度等，保证囊膜的切缘始终位于术者的视野内；减弱周围环境中的光线可以减少眩光，提高眼内的对比度。另外，可选用前囊膜活体染色的方法，如吲哚青绿或台盼蓝染色，成功率明显提高。在囊膜染色之后，应该在晶状体前囊中心充填高黏滞性黏弹剂，这样可以避免囊膜撕开启始部位向边缘撕裂。撕囊时，可先用截囊针在前囊中央轻轻划开，不要过深，在高黏滞性黏弹剂的保护下，液化皮质一般不会溢出，然后改用撕囊镊进行连续环形撕囊。撕囊过程中若过多的液化皮质从囊袋中溢出，模糊了操作视野，应该先将其吸除，或者直接注入黏弹剂将它们推向一边。若所有液化皮质均溢出，撕囊前应该将其清除，排空晶状体皮质后，用黏弹剂填充囊袋，撕囊得以继续进行。另外，我们也常规用 25 号针头自制的截囊针在囊膜不染色的情况下，进行"立体式撕囊"，即术中通过不断调整显微镜的聚焦，使撕囊不是在单平面进行，这样前囊膜易被识别，即使缺乏红光反射或皮质溢出也能保证看清撕囊的边缘。

48. 水分离和水分层不是成熟期白内障手术必需的

由于成熟期白内障皮质液化的过程可能已经有效地消除了晶状体皮质和囊膜间的粘连，因此，一般情况下无须进行水分离和水分层。术者可以在撕囊后尝试旋转晶状体核，如果晶状体核不能活动，那么可以小心地进行水分离。但是，由于成熟期白内障囊膜薄而易碎，进行水分离时必须高度谨慎，应极其缓慢地注入少量液体，以免囊膜胀破。既往受过穿通伤的患者可能存在囊膜裂伤，过度的水分离可能导致裂口扩大，应当引起注意。另外，陈旧性眼外伤可能存在纤维增生性晶状体囊膜（膜性白内障）和部分未被吸收的晶状体皮质，进行水分离更没必要。

49. 应用合适的超声乳化技术对于成熟期白内障手术成功至关重要

晶状体核超声乳化必须根据个体的情况采取最适合的方法进行。劈核技术可以有效减少晶状体核乳化需要的超声能量，但术中要尽量避免囊膜的损伤。晶状体核碎块及其尖锐的边缘尽量远离后囊膜，可以将其托至前房中央，此处距离后囊膜和角膜内皮最远，适时添加黏弹剂。如果晶状体核较硬且皮质完全液化，通常使用"裸核旋转雕刻法"：使用45°的乳化针头，先将中央液化皮质抽吸干净，注入黏弹剂将皮质压向周边，裸核的一部分托向瞳孔区，乳化头向内下吸住核周边，在瞳孔平面旋转雕刻，此时用堵塞模式最好，无堵塞模式的乳化机则要让乳化头完全堵塞时才能乳化。这样晶状体核可持续被吸住，即使后囊膜破裂核也不会坠入玻璃体腔。辅助钩不断将囊膜分开，因持续吸引即使后囊膜破裂，破口也不会加大，仍可完成核的乳化并常规植入人工晶状体。

参考文献

1. Asena BS，Kaskaloglu M.Comparison of the efficacy and safety of femtosecond laser capsulotomy between mature and non-mature cataracts.Lasers Surg Med，2016，48（6）：590-595.

2. Jongsareejit A，Saenghirun S.An innovation of manual small incision cataract surgery（MSICS：A Technique）for advanced cataract disease in Thailand.J Med Assoc Thai，2014，97（11）：1177-1181.

3. Bayramlar H，Karadag R，Yildirim A，et al.Manual tunnel incision cataract surgery with sandwich technique may be a rationale alternative for mature cataracts. Indian J Ophthalmol，2014，62（8）：896-897.

4. Yang J，Lai P，Wu D，et al.Manual cataract extraction via a subconjunctival limbus oblique incision for mature cataracts.Indian J Ophthalmol，2014，62（3）：274-278.

5. Yuan X，Song H，Hua X，et al.Ophthalmic viscosurgical device-assisted sutureless-incision cataract surgery for a hard nucleus or mature cataract.J Cataract Refract Surg，2014，40（4）：517-520.

6. Renzo R, Ribeiro AP, da Silva ML, et al.Intraocular pressure, specular microscopy, and prostaglandin E2 concentration in dogs with mature and hypermature cataract.Vet Ophthalmol, 2014, 17 (4): 280-285.

7. Hashida N, Ping X, Nishida K.MAPK activation in mature cataract associated with Noonan syndrome.BMC Ophthalmol, 2013, 13: 70.

8. Lim LW, Tan CS.Manual small incision cataract surgery for mature cataracts.Int Ophthalmol, 2013, 33 (6): 619-620.

9. Al-Mujaini A, Wali UK. Visual outcome following extracapsular cataract extraction in mature cataracts with pseudoexfoliation syndrome: A retrospective study. Oman J Ophthalmol, 2013, 6 (1): 23-26.

10. DeCroos FC, Chow JH, Garg P, et al.Analysis of resident-performed manual small incision cataract surgery (MSICS): an efficacious approach to mature cataracts. Int Ophthalmol, 2012, 32 (6): 547-552.

11. Kanemaki N, Saito M, Onda K, et al.Establishment of a lens epithelial cell line from a canine mature cataract.Exp Anim, 2012, 61 (1): 41-47.

12. Susić N, Brajković J, Susić E, et al.Phacoemulsification in eyes with white cataract.Acta Clin Croat, 2010, 49 (3): 343-345.

13. Wilczynski M, Supady E, Loba P, et al.Results of coaxial phacoemulsification through a 1.8-mm microincision in hard cataracts.Ophthalmic Surg Lasers Imaging, 2011, 42 (2): 125-131.

14. Venkatesh R, Tan CS, Sengupta S, et al.Phacoemulsification versus manual small-incision cataract surgery for white cataract.J Cataract Refract Surg, 2010, 36 (11):

1849-1854.

15. McMullen RJ Jr, Utter ME.Current developments in equine cataract surgery. Equine Vet J Suppl, 2010, 42 (37)：38-45.

16. Simanjuntak GW, Tan JF, Mailangkay HH.Double extra sharp chopper increase efficacy of phacoemulsification for hard mature cataract surgery.Semin Ophthalmol, 2010, 25 (1-2)：8-12.

17. Ilavska M, Kardos L.Phacoemulsification of mature and hard nuclear cataracts. Bratisl Lek Listy, 2010, 111 (2)：93-96.

（王开杰　整理）

中国医学临床百家

硬核白内障

50. 年龄是影响晶状体核硬度的主要因素

硬度是晶状体的一种生理特性，影响晶状体混浊及硬度的因素很多，这与晶状体纤维代谢特点有关。晶状体纤维终生不断生长，老纤维逐渐被压缩进入晶状体中心形成成人核，随着年龄的增加，密集的晶状体纤维分子间二硫键发生交联，压缩形成γ-晶状体蛋白，使晶状体不溶性晶状体蛋白量逐渐增加。核的硬度随年龄的增大而增加，但增加的程度不均一，且同一年龄组中核硬度的变异程度较大。

51. 氧化损伤可能是核硬度增加的主要机制

氧化应激是核性白内障发生的重要原因。1978 年，Anderson RS 等发现高压氧治疗放射性骨坏死时可导致近视的发生。患者平均年龄 59 岁，在 2 个大气压下利用头罩送氧系统吸入浓度

98%的氧 120 分钟，连续治疗 80 小时后发现部分患者并发了近视，而测量角膜曲率及眼轴长度较治疗前无改变。停止高压氧治疗后 3 个月，屈光状态恢复到治疗前，如果该治疗持续超过一年，晶状体核性混浊加重或发生核性白内障。推测核性白内障形成的理论是氧自由基毒性作用损伤了晶状体蛋白，引起蛋白质分子致密聚集，致使晶状体核的硬化。正常情况下，晶状体处于一个低氧的环境，有研究表明，在后房、前房以及晶状体的前表面的氧浓度通常低于 1%，新鲜分泌的房水中氧浓度较低，正常玻璃体的存在使晶状体免受视网膜血管表面较高氧浓度的影响，这样使得全部晶状体处于一个低氧的环境。玻璃体切割手术致使玻璃体的胶质成分破坏，晶状体周围的氧浓度增加并可在手术后的几年内维持高浓度状态。Holekamp NM 等研究认为：高度近视眼玻璃体脱水液化现象发生早、范围广，并随近视度数增长而加剧，液化的玻璃体将视网膜表面氧运送到玻璃体腔内，改变了眼内正常氧浓度梯度，使晶状体暴露在高氧环境下。因此，在高度近视眼患者和玻璃体切割术后患者，其核的硬度一般较同年龄患者的高。

52. 核的颜色是晶状体核硬度分级的重要依据

最常用的 Emery 核硬度分级标准将核的硬度分为 5 级。1 级：透明、无核、软性；2 级：核呈黄白色或黄色，软核；3 级：核呈深黄色，中等硬度核；4 级：核呈棕色或琥珀色，硬核；

5 级：核呈棕褐色或黑色，极硬核。在外界因素的影响下，晶状体水溶性蛋白会降解成短的肽链，然后逐步聚合成高分子量蛋白质；老年人眼中有一种强酸性肽链，来自 α- 晶状体蛋白亚单位，在核性白内障发展过程中，此多肽链及体内葡萄糖水平的升高同时具有促进晶状体蛋白聚合的作用，在核中形成高分子量不溶水性晶状体蛋白 HM3、HM4；酪氨酸与色氨酸氧化的结果可产生尿素不溶性晶状体蛋白，因此，晶状体核颜色与不溶水性晶状体蛋白，尤其是尿素不溶性晶状体蛋白密切相关。在核性白内障的皮质区及正常晶状体的核区则看不到因蛋白不断变性而导致的晶状体颜色加深。

53. 硬核白内障由于自身的特点，手术难度大，术中术后并发症多

（1）硬核白内障由于在撕囊时几乎无红光反射，可视性极差，囊膜薄而脆，或伴有囊膜的钙化，往往导致连续环形撕囊的不完整，前囊撕囊口破裂的薄弱处往往是超声乳化过程中后囊膜破裂的起始点。

（2）硬核白内障后囊下少有皮质或无皮质，超声乳化过程中几乎无核壳提供保护，导致超乳针头误吸后囊或尖锐的碎核刺破后囊。

（3）硬核白内障往往合并有悬韧带的松弛或质量不佳，在核的乳化过程中，进行劈核过程和转核过程时，不恰当的操作往往

会引起囊袋的脱位。

（4）硬核白内障一般核大而硬，需要较多的能量和时间，过多的能量和过长的时间增加了对角膜内皮的损伤和切口的灼伤。

54. 硬核白内障的超声乳化手术技巧

针对硬核白内障的特点，一些手术技巧有助于成功地实施超声乳化白内障手术。

（1）借助囊膜染色剂增加囊膜的可视性，大大提高了连续环形撕囊的成功率。

（2）较软核白内障直径稍大一点的撕囊能有效降低劈核、转核时对悬韧带的压力，减少囊袋脱位的风险。

（3）有效地使用劈核技术能减少超声能量和超声时间，特别是结合爆破模式和高负压，能提供最好的对核的握持力，更为高效地清除核块。

（4）有效地使用弥散性黏弹剂提供的"软壳"，术中及时的补充黏弹剂能降低对内皮损伤的风险。

（5）有效控制远离角膜内皮的超声乳化平面，尽可能在囊袋内或囊间完成对核块的乳化可能是最有效地降低角膜内皮损伤的手术技巧。

参考文献

1. 朱思泉，吴笑梅，许冰. 硬核性白内障的超声乳化吸除及人工晶状体植入术. 中华眼科杂志，1998，34（2）：90-92.

2. 吴笑梅，朱思泉. 超声乳化白内障摘除及人工晶状体植入术后早期眼压改变. 中华眼科杂志，1998，34（5）：339-341.

3. 云波，施玉英，钱进. 软壳技术在成熟期白内障手术中的应用. 中国实用眼科杂志，2005，23（4）：391-393.

4. Addou-Regnard M，Fajnkuchen F，Bui A，et al.Impact of lens thickness on complications of hypermature cataract surgery：A prospective study.J Fr Ophtalmol，2016，39（7）：631-635.

5. Lai PH，Yang J，Hang F，et al.A sutureless subconjunctival M-shaped limbus incision for hard cataracts.Int J Ophthalmol，2016，9（11）：1694-1696.

6. Robinson MS，Olson RJ.Simple approach to prevent capsule tear-out during capsulorhexis creation in hypermature cataracts.J Cataract Refract Surg，2015，41（7）：1353-1355.

7. Falabella P，Yogi MS，Teixeira A，et al.Retrochop technique for rock-hard cataracts.J Cataract Refract Surg，2013，39（6）：826-829.

8. Kotb AM，Elawamry AI.Feasibility of the New Torsional Phacoemulsification Software Phacoemulsification （Ozil IP） in Hard Cataracts.Asia Pac J Ophthalmol （Phila），2013，2（6）：372-374.

9. Davison JA.Results of endocapsular phacofracture debulking of hard cataracts. Clin Ophthalmol，2015，9：1233-1238.

10. Wilczynski M，Supady E，Loba P，et al.Results of coaxial phacoemulsification through a 1.8-mm microincision in hard cataracts.Ophthalmic Surg Lasers Imaging，2011，42（2）：125-131.

11. Kim EC，Byun YS，Kim MS.Microincision versus small-incision coaxial cataract surgery using different power modes for hard nuclear cataract.J Cataract Refract Surg，2011，37（10）：1799-1805.

12. Kim DY，Jang JH.Drill and chop：modified vertical chop technique for hard cataract.Ophthalmic Surg Lasers Imaging，2012，43（2）：169-172.

（查　旭　整理）

晶状体脱位

55. 晶状体脱位表型相似，病因大不同

晶状体脱位是指晶状体的位置发生偏移，根据晶状体脱位的范围可以分为晶状体半脱位和晶状体全脱位。晶状体半脱位指由于部分悬韧带的松弛或断裂，使晶状体偏离正常的视轴中心部位，但晶状体仍然位于瞳孔区或部分位于瞳孔区。晶状体全脱位是由于全部悬韧带断裂而不与睫状突附着，晶状体可位于后房、瞳孔区，也可以脱入前房或玻璃体内，甚至脱入结膜下或睑裂外。晶状体脱位的原因可以分为：

（1）外伤性晶状体脱位：包括钝挫伤和手术伤。外伤性晶状体脱位的发生率较高，大约一半以上的晶状体脱位是外伤引起的。同时，外伤性晶状体脱位导致青光眼也是最多见的。

（2）先天性晶状体脱位：如马凡综合征（Marfan's syndrome）、Weill-Marchesani 综合征（Marchesani syndrome）、高胱氨酸尿症

(homocystinuria) 等，都可能使晶状体半脱位。

（3）自发性晶状体脱位可能与某些眼病有密切关系，或继发于其他眼病，均是在原有晶状体悬韧带薄弱的基础上，附加一定的诱因而出现的。悬韧带薄弱与局部炎症和变性，或眼内病变引起悬韧带机械性牵拉有关。在高度近视、陈旧性脉络膜炎、视网膜脱离、铁质或铜质沉着症、假性剥脱综合征等可使悬韧带发生变性或营养不良，使悬韧带逐渐变性分解，发生晶状体的自发性脱位。先天性青光眼由于眼球扩张因其悬韧带机械性伸长，眼内肿瘤，特别是睫状体肿瘤可压迫使晶状体离开正常位置，眼内炎性病变，如睫状体炎症、眼内炎或全眼球炎，悬韧带可产生变性分解，甚至完全溶解。

56. 晶状体脱位的典型临床表现

晶状体半脱位或全脱位时的主要自觉症状为视力障碍，如屈光不正和散光、单眼复视、最佳矫正视力下降等。裂隙灯检查可发现晶状体震颤、虹膜震颤及前房深浅不一等临床体征。晶状体完全脱入前房，使前房加深、虹膜后倾，光照时晶状体赤道部有黄色反光而呈现油滴状外观。如晶状体已发生部分或全部混浊，有时需与前房内的渗出机化膜相鉴别。因晶状体与角膜内皮接触，造成角膜内皮损伤，角膜可以发生混浊。晶状体脱入前房者有 78% ~ 93% 可出现青光眼，表现为急性闭角型青光眼的症状。晶状体后脱位时，前房加深，房角变宽。如果晶状体不全脱位呈倾斜状态，则出现象限性前房深度不等，某一部分前房变浅。脱入玻璃体的晶状体常常出现钙化现象，可以较长时间存留而无炎症反应，仅漂浮在玻璃体内或与视网膜粘连。晶状体脱位轻微时，应做仔细的裂隙灯显微镜、房角镜及眼底检查，并与对侧眼进行仔细比对，必要时行超声生物显微镜检查。

57. 晶状体脱位将引发一系列眼前节及眼后节的并发症

屈光不正是晶状体脱位最常见的并发症，晶状体突度变大，引起近视，晶状体位置倾斜可引起散光，晶状体全脱位可引起无晶状体眼的远视状态。晶状体半脱位或位置倾斜时，可以出现晶状体性近视及散光。如晶状体赤道部位于瞳孔中央，可产生单眼复视。晶状体完全脱入玻璃体内远离瞳孔区时，可产生无晶状体眼的屈光状态。脱位晶状体对眼内组织的机械刺激，可引起葡萄膜组织的持续炎症。当脱位晶状体混浊形成过熟期白内障，晶状体蛋白发生分解，可引起晶状体过敏性葡萄膜炎、慢性玻璃体炎和脉络膜视网膜炎，可能产生对视网膜牵拉性改变。而晶状体脱入瞳孔区或玻璃体疝嵌顿在瞳孔，可产生瞳孔阻滞性青光眼。长期晶状体脱位可以产生晶状体溶解性青光眼。晶状体半脱位另一个常见的并发症是白内障的形成，由于外伤等原因造成晶状体代谢异常，以及并发的葡萄膜炎、青光眼等均会加速白内障的进展。当晶状体全脱位进入前房，或者由于晶状体位置异常导致玻璃体经瞳孔区进入前房时，与角膜内皮接触，导致角膜内皮细胞损伤，可引起角膜水肿混浊。而在儿童中发生的晶状体半脱位将会产生严重的、不可逆性的弱视。

58. 需要综合考虑患者的眼部及全身因素进行个体化治疗

晶状体脱位的患者，眼球结构异常及悬韧带发育不良及断裂，或者由于外伤所伴发的其他部位的研究结构损伤，容易发生玻璃体脱出、晶状体核坠落入玻璃体、视网膜脱离、爆发性脉络膜上腔出血以及人工晶状体固定困难等问题。手术具有很大的不确定性，其治疗应综合考虑以下因素：脱位晶状体的位置、晶状体核的硬度、患侧眼的视力、眼压、眼底等数据及对侧眼的状态，还要考虑患者年龄、有无先天异常、有无其他合并情况等。

（1）晶状体半脱位

如果晶状体透明，无症状及并发症，可进行屈光矫正，不必进行手术治疗。如果晶状体脱位明显，因其严重的、难以矫正的散光、屈光不正及复视，戴镜无法矫正者可考虑手术治疗。伴有白内障、青光眼等并发症时应手术治疗。儿童晶状体半脱位，有引起弱视或影响弱视治疗可考虑手术治疗。对于晶状体半脱位范围较小者，可选择超声乳化晶状体摘除后，囊袋张力环联合后房型人工晶状体植入的术式；对于晶状体脱位严重者，可选择改良张力环和后房型人工晶状体植入、artisan 虹膜夹型人工晶状体植入、缝线固定囊袋张力环和囊袋，或者人工晶状体缝线悬吊术。囊袋张力环植入联合后房型人工晶状体对眼部扰动较小，术后人工晶状体位于囊袋内最接近于生理位置处，有利于眼内组织的稳定性。但需明确其适应证及禁忌证，张力环的使用应以囊袋完整为前提。虹膜夹型人工晶状体尤其适用于晶状体严重脱位甚至全脱位的患者，由于其固定方式的特殊性，术前需要进行全面系统的眼部检查，排除手术禁忌。

（2）晶状体全脱位

晶状体脱位于前房或嵌顿于瞳孔区，应立即手术摘除。晶状体脱入玻璃体腔，无症状及并发症可定期观察。如并发晶状体过敏性葡萄膜炎、继发性青光眼、视网膜脱离等情况，应行玻璃体视网膜手术治疗。历史上，晶状体全脱位于玻璃体通常避免行手术治疗，因为易出现相关的术中及术后并发症。自 20 世纪 70 年代以来，玻璃体视网膜显微外科技术的发展使得手术治疗能够更安全、更有效地开展。

59. 先天性晶状体脱位是一组疾病，各自有着独特的临床及遗传学特征

先天性晶状体异位又称为遗传性或发育性晶状体脱位，常涉及多系统性疾病，目前已确定与晶状体半脱位有关的疾病有：马凡综合征、Weill-Marchesani 综合征、晶状体异位疱疹、晶状体及瞳孔异位、埃勒斯综合征、高胱氨酸尿症等，与亚硫酸盐氧化

酶缺乏症相关。

相关遗传学研究使我们能够更好地了解晶状体异位的发病机制。马凡综合征和 Weill Marchesani 综合征，以及晶状体异位疱疹和瞳孔晶状体异位中发现 *FBN1* 基因突变。Weill-Marchesani 综合征和 Ehler-Danlos 综合征发现 *ADAMTS* 基因突变（与原纤维蛋白 -1 相关）。*COL5A1* 参与编码 Ⅴ 型胶原 α1 和 α2 的合成，与 Ehler-Danlos 综合征相关。高胱氨酸尿症发现 *CBS* 和 *MTHFR* 基因突变，而亚硫酸盐氧化酶缺乏综合征的亚硫酸盐氧化酶基因存在突变。

在未来，进一步的遗传学和基因治疗的研究可能有助于我们开发出针对这些综合征的治疗方法。

参考文献

1. Adès LC，Holman KJ，Brett MS，et al.Ectopia lentis phenotypes and the FBN1 gene.Am J Med Genet A，2004，126A（3）：284-289.

2. Adès LC，Sullivan K，Biggin A，et al.FBN1，TGFBR1，and the Marfan-craniosynostosis/mental retardation disorders revisited.Am J Med Genet A，2006，140（10）：1047-1058.

3. Ammash NM，Sundt TM，Connolly HM.Marfan syndrome-diagnosis and management.Curr Probl Cardiol，2008，33（1）：7-39.

4. Anteby I，Isaac M，BenEzra D.Hereditary subluxated lenses：visual performances and long-term follow-up after surgery.Ophthalmology，2003，110（7）：

1344-1348.

5. Brew K，Dinakarpandian D，Nagase H.Tissue inhibitors of metalloproteinases：evolution，structure and function.Biochim Biophys Acta，2000，1477（1-2）：267-283.

6. Callewaert B，Malfait F，Loeys B，et al.Ehlers-Danlos syndromes and Marfan syndrome.Best Pract Res Clin Rheumatol，2008，22（1）：165-189.

7. Caranci F，Cicala D，Cappabianca S，et al.Orbital fractures：role of imaging.Semin Ultrasound CT MR，2012，33（5）：385-391.

8. Carmel R，Green R，Rosenblatt DS，et al.Update on cobalamin，folate，and homocysteine.Hematology Am Soc Hematol Educ Program，2003：62-81.

9. Colige A，Nuytinck L，Hausser I，et al.Novel types of mutation responsible for the dermatosparactic type of Ehlers-Danlos syndrome（Type VIIC）and common polymorphisms in the ADAMTS2 gene.J Invest Dermatol，2004，123（4）：656-663.

10. De Lucca M，Casique L.Characterization of cystathionine beta-synthase gene mutations in homocystinuric Venezuelan patients：identification of one novel mutation in exon 6.Mol Genet Metab，2004，81（3）：209-215.

11. Dublin AB，Hald JK，Wootton-Gorges SL.Isolated sulfite oxidase deficiency：MR imaging features.AJNR Am J Neuroradiol，2002，23（3）：484-485.

12. Dunkin JM，Crum AV，Swanger RS，et al.Globe trauma.Semin Ultrasound CT MR，2011，32（1）：51-56.

13. Faivre L，Dollfus H，Lyonnet S，et al.Clinical homogeneity and genetic heterogeneity in Weill-Marchesani syndrome.Am J Med Genet A，2003，123A（2）：

中国医学临床百家

204-207.

14. Faivre L，Gorlin RJ，Wirtz MK，et al.In frame fibrillin-1 gene deletion in autosomal dominant Weill-Marchesani syndrome.J Med Genet，2003，40（1）：34-36.

15. Faivre L，Collod-Beroud G，Loeys BL，et al.Effect of mutation type and location on clinical outcome in 1，013 probands with Marfan syndrome or related phenotypes and FBN1 mutations：an international study.Am J Hum Genet,2007,81(3): 454-466.

16. Faivre L，Masurel-Paulet A，Collod-Béroud G，et al.Clinical and molecular study of 320 children with Marfan syndrome and related type I fibrillinopathies in a series of 1009 probands with pathogenic FBN1 mutations.Pediatrics，2009，123（1）：391- 398.

17. Fielding JA.The assessment of ocular injury by ultrasound.Clin Radiol，2004， 59（4）：301-312.

18. Hubmacher D，Cirulis JT，Miao M，et al.Functional consequences of homocysteinylation of the elastic fiber proteins fibrillin-1 and tropoelastin.J Biol Chem，2010，285（2）：1188-1198.

19. Hubmacher D，Apte SS.Genetic and functional linkage between ADAMTS superfamily proteins and fibrillin-1：a novel mechanism influencing microfibril assembly and function.Cell Mol Life Sci，2011，68（19）：3137-3148.

20. Johnson JL，Rajagopalan KV，Renier WO，et al.Isolated sulfite oxidase deficiency：mutation analysis and DNA-based prenatal diagnosis.Prenat Diagn，2002，22（5）：433-436.

21. Kim SY, Choung HK, Kim SJ, et al.Long-term results of lensectomy in children with ectopia lentis.J Pediatr Ophthalmol Strabismus, 2008, 45（1）: 13-19, quiz 20-21.

22. Kruger WD, Wang L, Jhee KH, et al.Cystathionine beta-synthase deficiency in Georgia （USA）: correlation of clinical and biochemical phenotype with genotype. Hum Mutat, 2003, 22（6）: 434-441.

23. Kubal WS.Imaging of orbital trauma.Radiographics, 2008, 28（6）: 1729-1739.

24. Kutz WE, Wang LW, Dagoneau N, et al.Functional analysis of an ADAMTS10 signal peptide mutation in Weill-Marchesani syndrome demonstrates a long-range effect on secretion of the full-length enzyme.Hum Mutat, 2008, 29（12）: 1425-1434.

25. Le Goff C, Morice-Picard F, Dagoneau N, et al.ADAMTSL2 mutations in geleophysic dysplasia demonstrate a role for ADAMTS-like proteins in TGF-beta bioavailability regulation.Nat Genet, 2008, 40（9）: 1119-1123.

26. Lee HF, Mak BS, Chi CS, et al.A novel mutation in neonatal isolated sulphite oxidase deficiency.Neuropediatrics, 2002, 33（4）: 174-179.

27. Lee SJ, Lee DH, Yoo HW, et al.Identification and functional analysis of cystathionine beta-synthase gene mutations in patients with homocystinuria.J Hum Genet, 2005, 50（12）: 648-654.

28. Loeys BL, Dietz HC, Braverman AC, et al.The revised Ghent nosology for the Marfan syndrome.J Med Genet, 2010, 47（7）: 476-485.

中国医学临床百家

29. Makareeva E，Cabral WA，Marini JC，et al.Molecular mechanism of alpha 1（I）-osteogenesis imperfecta/Ehlers-Danlos syndrome：unfolding of an N-anchor domain at the N-terminal end of the type I collagen triple helix.J Biol Chem，2006，281（10）：6463-6470.

30. Malfait F，Coucke P，Symoens S，et al.The molecular basis of classic Ehlers-Danlos syndrome：a comprehensive study of biochemical and molecular findings in 48 unrelated patients.Hum Mutat，2005，25（1）：28-37.

31. Martínez-Gutiérrez JD，Mencía-Gutiérrez E，Gracia-García-Miguel T，et al.Classical familial homocystinuria in an adult presenting as an isolated lens subluxation. Int Ophthalmol，2011，31（3）：227-232.

32. Micheal S，Khan MI，Akhtar F，et al.Identification of a novel FBN1 gene mutation in a large Pakistani family with Marfan syndrome.Mol Vis，2012，18：1918-1926.

33. Morales J，Al-Sharif L，Khalil DS，et al.Homozygous mutations in ADAMTS10 and ADAMTS17 cause lenticular myopia，ectopia lentis，glaucoma，spherophakia，and short stature.Am J Hum Genet，2009，85（5）：558-568.

34. Neptune ER，Frischmeyer PA，Arking DE，et al.Dysregulation of TGF-beta activation contributes to pathogenesis in Marfan syndrome.Nat Genet，2003，33（3）：407-411.

35. Robinson PN，Booms P，Katzke S，et al.Mutations of FBN1 and genotype-phenotype correlations in Marfan syndrome and related fibrillinopathies.Hum Mutat，2002，20（3）：153-161.

36. Rommel K, Karck M, Haverich A, et al.Identification of 29 novel and nine recurrent fibrillin-1 (FBN1) mutations and genotype-phenotype correlations in 76 patients with Marfan syndrome.Hum Mutat, 2005, 26 (6): 529-539.

37. Sachdev NH, Coroneo MT, Wakefield D, et al.Isolated ectopia lentis: potential role of matrix metalloproteinases in fibrillin degradation.Arch Ophthalmol, 2004, 122 (1): 111-114.

38. Sacksteder KA, Biery BJ, Morrell JC, et al.Identification of the alpha-aminoadipic semialdehyde synthase gene, which is defective in familial hyperlysinemia. Am J Hum Genet, 2000, 66 (6): 1736-1743.

39. Schalkwijk J, Zweers MC, Steijlen PM, et al.A recessive form of the Ehlers-Danlos syndrome caused by tenascin-X deficiency.N Engl J Med, 2001, 345 (16): 1167-1175.

40. Schiaffino MC, Fantasia AR, Minniti G, et al.Isolated sulphite oxidase deficiency: clinical and biochemical features in an Italian patient.J Inherit Metab Dis, 2004, 27 (1): 101-102.

41. Schwarze U, Hata R, McKusick VA, et al.Rare autosomal recessive cardiac valvular form of Ehlers-Danlos syndrome results from mutations in the COL1A2 gene that activate the nonsense-mediated RNA decay pathway.Am J Hum Genet,2004,74(5): 917-930.

42. Shortt AJ, Lanigan B, O' Keefe M.Pars plana lensectomy for the management of ectopia lentis in children.J Pediatr Ophthalmol Strabismus, 2004, 41 (5): 289-294.

43. Skovby F, Gaustadnes M, Mudd SH.A revisit to the natural history of homocystinuria due to cystathionine beta-synthase deficiency.Mol Genet Metab, 2010, 99 (1): 1-3.

44. Sokolová J, Janosíková B, Terwilliger JD, et al.Cystathionine beta-synthase deficiency in Central Europe: discrepancy between biochemical and molecular genetic screening for homocystinuric alleles.Hum Mutat, 2001, 18 (6): 548-549.

45. Tan WH, Eichler FS, Hoda S, et al.Isolated sulfite oxidase deficiency: a case report with a novel mutation and review of the literature.Pediatrics, 2005, 116 (3): 757-766.

46. Dunkin JM, Crum AV, Swanger RS, et al.Globe trauma.Semin Ultrasound CT MR, 2011, 32 (1): 51-56.

47. Urreizti R, Asteggiano C, Bermudez M, et al.The p.T191M mutation of the CBS gene is highly prevalent among homocystinuric patients from Spain, Portugal and South America.J Hum Genet, 2006, 51 (4): 305-313.

48. Whiteman P, Hutchinson S, Handford PA.Fibrillin-1 misfolding and disease. Antioxid Redox Signal, 2006, 8 (3-4): 338-346.

49. Wu-Chen WY, Letson RD, Summers CG.Functional and structural outcomes following lensectomy for ectopia lentis.J AAPOS, 2005, 9 (4): 353-357.

50. Robinson PN, Arteaga-Solis E, Baldock C, et al.The molecular genetics of Marfan syndrome and related disorders.J Med Genet, 2006, 43 (10): 769-787.

（何　渊　整理）

先天性白内障

60. 先天性白内障表型具有很强的临床异质性

先天性白内障形态多种多样，可分为核性、极性、板层、囊膜性、花冠状、珊瑚状白内障等，而每一种又可表现为不同程度的混浊。同时，部分白内障可以并发染色体畸形综合征，伴有其他异常，如颅面或骨骼畸形、肌病、痉挛状态、多趾、皮肤异常、身材矮小、发育迟缓、小头症或脑积水等。我们通过 100 多个临床家系的表型分析，发现核性白内障是先天性白内障的主要临床表型，约占 40%，典型的表现是中央直径大约为 3.5mm 的白色混浊，周围被清亮皮质包围，通常在出生时就已经存在，一般不进展。晶状体混浊位于晶状体胚胎核和胎儿核内，在前后 "Y" 字缝之间，中央通常是极其致密的。80%的白内障呈双侧，其中遗传性白内障占 30%～50%，遗传方式多为常染色体显性遗传。核性白内障的大多数患者早期即需要手术，否则将会导致形觉剥夺性弱视。

61. 先天性白内障术前应重视视功能评估

建议所有的新生儿都接受眼科普查，以便早期及时发现白内障。白瞳征、斜视、眼球震颤等体征都预示婴儿双眼晶状体混浊存在的可能，儿童白内障在学校体检中也常被发现。

儿童视功能评估主要从病史、眼球注视和追随反射的观察、行为试验和电生理检查等方面进行综合判定。病史上要注意出现视力障碍的年龄、既往眼部检查情况，这将有助于判断预后。晶状体混浊的形态学和发病机制有助于了解其病因，先天性、发育性、外伤性白内障各具有不同的形态学特点。通过裂隙灯检查以了解白内障形态、角膜、虹膜、瞳孔的异常。某些特殊的疾病，如先天性风疹或 Lowe 综合征，青光眼和白内障常同时存在。对于白内障遮挡视轴的病例，B 超检查可全面了解视网膜和玻璃体的情况；A 超可测量眼轴长度，计算人工晶状体屈光度，监测术后眼轴的变化。

在使用检眼镜评价红光反射时，应先不散瞳，白内障混浊部位通常在晶状体中央最为致密，散瞳后很难判断其影响视觉发育的程度。双眼分别进行检查，以确定白内障是双侧还是单侧。单侧先天性白内障治疗非常棘手，由于对侧眼的主动抑制作用，患眼的视觉信息传入将被阻断，因此，即使轻微的白内障，如果没有及时地进行干预治疗，也将导致不可逆性弱视。

双眼明显先天性白内障的儿童可出现发育迟缓，视觉行为明显受损；而单眼白内障儿童常常表现为斜视，并且常在不可挽回视力损害后才出现。由于他们早期的视觉行为没有受到影响，与双眼白内障相比，多数发现较晚。另外，单眼白内障通常无家族史，全身其他方面发育正常，眼球震颤常发生在出生后 2～3个月，提示视力预后较差。对婴儿的全面检查需要在镇静剂或全身麻醉下进行，也可以在全身麻醉手术前进行，双眼都应散瞳检查，避免漏诊。眼前段检查包括角膜直径、角膜曲率和眼压的测量，眼压常使用 Tono-pen 或 Perkins 手持眼压计，新生儿的眼压远低于成人，多在 10mmHg 以下。若眼内屈光介质透明度允许，要进行间接眼底镜检查排除眼后段异常。

62. 先天性白内障手术指征因人而异

双眼晶状体致密混浊的先天性白内障，手术应尽早进行，最好在出生后 6 周内，双眼手术可以同期完成，但是对于双眼晶状体弥散混浊，最新研究表明，出生后 6 个月时手术比 3 个月更加安全有效。如果白内障是单侧的，及早手术则更为重要，可使患眼及早获得有用视力。在完成既定的手术方案后，应及时给予无晶状体眼的屈光矫正，并进行遮盖等相关的弱视训练，定期复查。

如果晶状体部分混浊，不妨碍正常视觉系统发育，手术可以推迟到患儿足够大、手术并发症相对少时进行。针对这些病例，必须由受过良好训练的小儿眼科医师进行严密随访，根据病情变化随时调整治疗方案。较大儿童视力检查的可靠性大，4 岁以上儿童多数可以使用字母视力表进行单眼检查。针对较大儿童，不仅要考虑视力情况，还要注意弱视的发生。目前，较大儿童双眼手术可以同期完成，也可分两次进行，弱视的进展速度不会像婴幼儿那样快，双眼手术间隔多为 1 ~ 2 个月。在手术前需要告知患儿及其父母，术后调节能力丧失，需要进行屈光矫正。

总之，儿童白内障手术指征是：> 3mm 的中央白内障；致密核性白内障；一只眼白内障已摘除，另一眼白内障影响眼底检查或屈光检查；与斜视和（或）弱视相关的白内障；部分混浊的白内障视力 < 0.4，但也要因人而异，因为白内障术后的调节能力丧失比部分白内障更能影响视功能。

63. 先天性白内障手术方式具有多变性

儿童眼具有独特的解剖、生理学特点，针对不同年龄、不同形态的先天性白内障应采取不同的手术方式。有些手术方式还要根据手术中的情况随时改变，这需要手术医师不仅具有娴熟的白内障手术技巧，还要了解儿童眼的解剖功能参数，手术中实施不同的手术方案，以追求儿童术后最大的视功能康复。

儿童眼不是成人的缩影，儿童眼球不仅比成人小，而且巩膜硬度低。成人白内障导致视功能降低，而儿童白内障影响其视觉发育。对于婴幼儿来讲，白内障阻碍视网膜接受影像，阻断中枢神经系统视觉通路的发育。因此，先天性白内障手术时机、手术技巧、无晶状体眼矫正的时机、弱视治疗对于儿童视功能的重建至关重要。

关于儿童白内障是否可以双眼同时手术这个问题一直存在争议。双眼同时手术的优势在于降低分次手术全身麻醉的风险、即刻提高双眼早期的视功能、减少患儿入院和就诊次数；其不足之处在于易出现双眼并发症，尤其是眼内炎。因此，一旦决定双眼同时手术，首先要征得患儿父母同意，同时将双眼手术作为两个独立的手术完成，如果第一只眼术中出现任何并发症，应推迟第二只眼手术。

先天性白内障术后都有继发青光眼的可能，巩膜切口需要剪开结膜，促进结膜成纤维细胞和炎性细胞的增生，将来可能导致小梁切除术的失败，因而一些医师选择角膜隧道切口。但是最近研究显示，为减少儿童白内障术后眼内炎和术后浅前房的发生，更多的医师选择巩膜隧道切口，并且手术完成时要缝合切口。由于年幼的角膜组织在角膜隧道处易混浊，巩膜硬度低造成切口呈"鱼嘴状"，因此通常情况下婴幼儿白内障手术选择巩膜隧道切口并且缝合。对于年龄较大的儿童，当植入折叠式人工晶状体时可使用角膜隧道切口，但在以下情况下也选择巩膜隧道切口：①不使用折叠式人工晶状体，需要扩大切口；②不能确定植入哪种类型的人工晶状体，多见于外伤性白内障和需要缝合固定人工晶状体时。

众所周知，后囊膜和玻璃体前表面可作为细胞增殖的支架。手术后晶状体上皮细胞、化生的色素上皮细胞、渗出物和来自血－房水屏障破坏的细胞均黏附于其上，引起视轴混浊。因此许多医师将后囊膜连续环形撕囊联合前部玻璃体切除作为先天性白内障的常规手术。但是后囊膜作为眼球前后节之间的生物学屏障，从理论上讲不应清除，这种学术上的争论一直存在。但是，后囊膜保留完整的病例多数发生明显视轴混浊，最常见于术后18个月～2年，所以后囊膜连续环形撕囊联合前部玻璃体切除对婴幼儿白内障处理是必要的，而对于较大年龄儿童，若在手术后2年左右能配合 Nd：YAG 激光治疗，可以保留后囊膜。我们的经验是：< 5 岁的儿童进行前部玻璃体切除；以防止玻璃体前表面形成团状混浊，5 ～ 8 岁的儿童是否行前部玻璃体切除，应根据患儿具体情况做出选择；> 8 岁者可以保留完整后囊膜。

总之，针对儿童眼解剖生理的特殊性，采用不同手术方式都是为了使儿童白内障术后获得更好的视功能重建，减少术后并发症和再次手术的概率，对于每一个患儿选择的不同手术方法取决于患儿的综合因素和医师的手术习惯。只有充分考虑到以上因素，才能取得良好的术后效果。

64. 先天性白内障的手术技巧

对于双眼白内障的婴幼儿，在眼科医师、麻醉医师和婴幼儿父母共同商榷下可以双眼同时手术。年龄越小，对视觉剥夺越敏感。如果仅行单眼手术，将导致非手术眼不可逆性弱视。当然，双眼同时手术，必须保证严格的无菌操作。

黏弹剂在先天性白内障手术中具有保护角膜内皮、加深前房，增加手术操作空间的作用。新生儿出生时瞳孔开大肌发育不完善，白内障手术中瞳孔很难散大，黏弹剂有助于维持瞳孔散大状态。儿童的前囊膜薄，比成人更有弹性，撕囊困难，黏弹剂充满前房，压平前囊表面，减小前囊表面张力，能更好地控制撕囊的方向和大小。婴幼儿巩膜硬度低使得手术中前房起伏变化大，黏弹剂能有效地维持前房稳定性，避免眼球塌陷。在婴幼儿眼中玻璃体的液体含量少，固态的玻璃体和低的巩膜硬度增加了眼内玻璃体的压力，黏弹剂在儿童白内障手术中能中和玻璃体的压力，使手术操作顺利进行。总之，黏弹剂在儿童白内障手术中起到"软器械"的作用，尤其是在后囊膜破裂合并玻璃体脱出、后囊膜缺损、后囊膜斑块、晶状体半脱位、Ⅱ期人工晶状体植入分离虹膜后粘连等情况下，起到非常重要的作用。

在撕囊过程中，使用高分子量的黏弹剂压平前囊膜，从瞳孔中心开始做一个比设想要小一些的撕囊，因为囊膜的高弹性，一旦撕囊镊松开囊膜瓣，囊膜孔要比初始状态大。撕囊的压力指向瞳孔中心，经常不断地调整撕囊口的大小、形状和方向，反复抓住撕囊的根部，调整方向按计划的路线撕开，避免形成锐角边缘及放射性撕裂。在撕囊过程中，部分晶状体物质由于玻璃体的压力而突入前房，此时可先吸除晶状体物质后再完成撕囊。

由于儿童白内障是软性核，水分离在儿童白内障手术中很少被提到。水分离最大的好处是液体波浪的剪切效果，直接在前囊膜下注入液体有助于去除赤道部的晶状体上皮细胞，减少后囊膜混浊的发生，尤其是珍珠样小体的形成。在进行水分离的同时，也要注意前、后囊膜的破裂和虹膜脱出等并发症。特别指出，对于全白内障可视性差的眼要慎行水分离。

彻底清除晶状体物质其目的不仅要彻底吸除晶状体皮质，还包括残留的晶状体纤维或丝状物，其中含有大量有丝分裂的活跃细胞，这些细胞可逐渐增生迁徙到视轴，引起视轴混浊，尤其是婴幼儿眼的皮质似树胶状与囊膜粘连紧密。利用超声乳化仪的自动注吸彻底清除晶状体物质是儿童白内障手术中最为关键的一步。

我们通过双手微创白内障吸除联合前部玻璃体切除治疗婴幼儿白内障也取得了良好的疗效，具体为于角膜缘后界做 2 个 0.9mm 的主切口和辅助切口，撕囊后用双通路抽吸皮质，20G 玻切针头行前部玻璃体切除，切除范围宽约 6mm、深 1mm，同时将前后囊边缘闭合式切除，术毕自动形成前房，明显降低了后发障的发生。

65. 婴幼儿人工晶状体屈光度的选择应考虑术后屈光状态随年龄不断变化的因素

目前，1 岁以上的婴幼儿手术同期植入人工晶状体被认为是安全的，但对于 1 岁以内的患儿是否同期植入人工晶状体目前尚存在争议。单眼白内障，出生后尽早手术且同期植入人工晶状体是必要的，但患者年龄越小，后发障发生率越高。术后剥夺性弱视是亟待解决的问题，人工晶状体植入可以使多数儿童术后屈光度为正视，但部分病例没有合适屈光度的人工晶状体，手术后需要配戴隐形或框架眼镜。随着年龄的增长，屈光度也相应地发生改变，患眼由远视变成近视，甚至高度近视。在双眼白内障的病例中，最佳治疗效果是预计患儿成年后达到正视。根据手术时年龄的不同，预留远视的程度也存在差异，重要的是手术前要告知患儿及其父母，患儿可能终生需要配戴眼镜。

手术前精确的眼轴和角膜曲率的测量，是人工晶状体屈光度计算所必需的。对于较小的患儿，这些检查可以在手术同期麻醉下进行，而较大的患儿可以在术前测量。先天性白内障患眼的眼轴通常比正常眼短，与同龄儿童相比，大多数患儿需要较高屈光度的人工晶状体。

儿童白内障手术后炎症反应较为明显，应选用高度生物相容性的人工晶状体。白内障摘除术后囊袋并不继续生长，这对于选择人工晶状体较为重要。适当的尺寸（11.5～12.0mm）、更柔韧的人工晶状体更容易植入囊袋内，设计上有"记忆性"的人工晶状体更能抵抗术后囊袋的收缩。可折叠丙烯酸酯类人工晶状体，具有良好的组织相容性；边缘锐利，光学部直径为 6mm，在减少和延迟后发障上具有较大的优势；可折叠使切口减小，由于儿童血－房水屏障发育不完善，较小的切口有利于减轻术后炎症反应；人工晶状体襻具有高伸展性和较好的记忆性，植入后襻缓慢展开以适应不同大小的囊袋，更适用于婴幼儿较小的眼内。但是，一片式丙烯酸酯类人工晶状体不推荐在睫状沟内固定，由于晶状体襻厚而软，且不向后成角，术后容易出现偏心。儿童眼处于生长发育期，随着年龄的增长，眼轴逐渐变长，出生时平均为16.8mm，成年时平均为23.6mm，其中以出生后18个月内生长速度最快；角膜屈光度出生时51.0D，6个月时降到45.0D，成年时43.5D。因此在儿童期屈光度发生了巨大的变化，暂不推荐植入多焦点人工晶状体。

理想的人工晶状体度数不仅要求能在术后近期获得较好的视力，有利于尽早弱视训练，而且在眼球发育完成、屈光状态稳定后，也能接近正视，所以在实际选择人工晶状体度数时需要顾及这两方面。由于人工晶状体公式误差相对大，目前还不能确定儿童应用哪一公式更好，但是由于 SRK-T 或 Hoffer Q 公式将眼前节因素变化考虑进去，故尽可能在其二者之中根据具体情况选择。

参考文献

1. 朱思泉，王宁利，王开杰，等 . 微创白内障吸除及前段玻切术治疗婴幼儿白内障的临床研究 // 第三届全球华人眼科学术大会暨中华医学会第十一届全国眼科学术大会论文汇编 . 北京：中华医学会眼科学分会，2006：574.

2. Rajavi Z, Sabbaghi H.Congenital Cataract Screening.J Ophthalmic Vis Res, 2016, 11 (3): 310-312.

3. Primary Congenital Glaucoma Versus Glaucoma Following Congenital Cataract Surgery: Comparative Clinical Features and Long-term Outcomes.Am J Ophthalmol, 2016, 170: 214-222.

4. Solebo AL, Russell-Eggitt I, Cumberland P, et al.Congenital cataract associated with persistent fetal vasculature: findings from IoLunder2.Eye (Lond), 2016, 30 (9): 1204-1209.

5. Mboni C, Gogate PM, Phiri A, et al.Outcomes of Pediatric Cataract Surgery in the Copperbelt Province of Zambia.J Pediatr Ophthalmol Strabismus, 2016, 53 (5): 311-317.

6. Kuhli-Hattenbach C, Hofmann C, Wenner Y, et al.Congenital cataract surgery without intraocular lens implantation in persistent fetal vasculature syndrome: Long-term clinical and functional results.J Cataract Refract Surg, 2016, 42 (5): 759-767.

7. Lambert SR.The timing of surgery for congenital cataracts: Minimizing the risk of glaucoma following cataract surgery while optimizing the visual outcome.J AAPOS, 2016, 20 (3): 191-192.

8. Lambert SR.Changes in Ocular Growth after Pediatric Cataract Surgery.Dev Ophthalmol, 2016, 57: 29-39.

9. Praveen MR, Vasavada AR, Shah SK, et al.Long-term postoperative outcomes after bilateral congenital cataract surgery in eyes with microphthalmos.J Cataract Refract Surg, 2015, 41 (9): 1910-1918.

中国医学临床百家

10. Repka MX, Dean TW, Lazar EL, et al.Cataract Surgery in Children from Birth to Less than 13 Years of Age: Baseline Characteristics of the Cohort. Ophthalmology, 2016, 123 (12): 2462-2473.

11. Lundvall A, Kugelberg U.Outcome after treatment of congenital unilateral cataract.Acta Ophthalmol Scand, 2002, 80 (6): 588-592.

12. Saini JS, Jain AK, Sukhija J, et al.Anterior and posterior capsulorhexis in pediatric cataract surgery with or without trypan blue dye: randomized prospective clinical study.J Cataract Refract Surg, 2003, 29 (9): 1733-1737.

13. Wilson ME, Peterseim MW, Englert JA, et al.Pseudophakia and polypseudophakia in the first year of life.J AAPOS, 2001, 5 (4): 238-245.

14. Kugelberg M, Zetterström C.Pediatric cataract surgery with or without anterior vitrectomy.J Cataract Refract Surg, 2002, 28 (10): 1770-1773.

15. Vasavada AR, Trivedi RH, Singh R.Necessity of vitrectomy when optic capture is performed in children older than 5 years.J Cataract Refract Surg, 2001, 27 (8): 1185-1193.

16. Trivedi RH, Wilson ME Jr.Single-piece acrylic intraocular lens implantation in children.J Cataract Refract Surg, 2003, 29 (9): 1738-1743.

17. Kugelberg M, Shafiei K, Zetterström C.Single-piece AcrySof in the newborn rabbit eye.J Cataract Refract Surg, 2004, 30 (6): 1345-1350.

18. Asrani S, Freedman S, Hasselblad V, et al.Does primary intraocular lens implantation prevent "aphakic" glaucoma in children?J AAPOS, 2000, 4 (1): 33-39.

19. Kruger SJ, Wilson ME Jr, Hutchinson AK, et al.Cataracts and glaucoma in patients with oculocerebrorenal syndrome.Arch Ophthalmol, 2003, 121 (9): 1234-1237.

20. Wilson ME Jr, Bartholomew LR, Trivedi RH.Pediatric cataract surgery and intraocular lens implantation: practice styles and preferences of the 2001 ASCRS and AAPOS memberships.J Cataract Refract Surg, 2003, 29 (9): 1811-1820.

（王开杰　陈豆豆　整理）

白内障合并青光眼

66. 白内障与青光眼密不可分

近期数据统计显示，19.1%的白内障患者同时患有青光眼。晶状体的形态和位置的变化对青光眼的发生和发展起着重要作用。越来越多的研究结果表明，白内障摘除手术是一种有效降低眼压的方法，早期接受白内障手术有利于青光眼病情的控制。同时，由于青光眼患者的浅前房、小瞳孔、虹膜松弛、假性囊膜剥脱等改变，对青光眼患者的白内障手术又提出了极大的挑战。

67. 白内障摘除手术是闭角型青光眼的有效治疗方法

全球约有1500万人患有原发性闭角型青光眼，并且在由于青光眼导致的失明人群中，有一半的盲目是原发性闭角型青光眼所引起的。

原发性闭角型青光眼的患者都具有前房浅、房角窄、虹膜肥厚等特征。在以蒙古人种为主的亚洲人群中，闭角型青光眼的发病率明显高于欧美的高加索人种和非洲裔人种。在闭角型青光眼的患者中，随着年龄的增加，不断生长的晶状体厚度增加，增厚的晶状体向前推挤虹膜，导致前房变浅，是青光眼发病的重要原因。

急性闭角型青光眼患者的急性大发作过程中，因为中等散大的瞳孔与晶状体前表面紧贴，阻碍了后房的房水进入前房，后房压力升高，进一步推挤虹膜根部向前，房角关闭，房水不能排出眼外，导致眼压急剧升高。虽然部分病例接受虹膜激光打孔术后，可以在一定程度上解除眼压升高的因素，但是患者的前房空间狭窄的根本因素没有解除，周期性的眼压升高或是进行性眼压升高的风险并没有解除。

在慢性闭角型青光眼的患者中，长期浅前房导致周边虹膜前粘连，房角关闭，即使行虹膜激光打孔术仍然无法开放房角，眼压会持续性地高于正常。

青光眼患者的白内障手术，通过摘除相对较大的晶状体，植入厚度明显小于生理性晶状体的人工晶状体，可以显著地增大房水的循环空间，加深前房的深度，对于急性和慢性的眼压升高都有显著的作用。

与虹膜激光打孔手术相比，单纯的白内障摘除手术对于急性闭角型青光眼的治疗更加有效。Lam 对于患有急性闭角型青光眼的早期患者在发作急性眼压升高后，随机化分组分别施行单纯白内障摘除手术和虹膜激光打孔手术，发现单纯白内障手术组的患者平均眼压更低，前房的深度更深，术后眼压升高的幅度和术后降眼压药物的使用也明显少于虹膜激光打孔手术组的患者。

对于慢性闭角型青光眼的患者，有学者对于眼压药物控制良好的患者和眼压药物控制不佳的患者分别分组施行单纯白内障摘除手术和白内障摘除联合小梁切除手术。研究结果显示，这两种手术方式都能够降低患者的眼压水平和减少术后降眼压药物的用量。在药物控制组的患者中，单纯白内障手术可以获得将近8mmHg的眼压水平的下降，降眼压的效果能够持续2年的时间。接受联合手术的患者术后降眼压用量要少于接受单纯白内障摘除手术的患者，但是接受联合手术的患者手术并发症的发生率要高于单纯白内障手术的患者。研究者认为，虽然联合手术比单纯白内障手术降眼压的效果要略强一点，但是考虑到有更少的并发症，他自己更倾向于单纯的白内障摘除手术。研究结果还显示，尽管14.8%的眼压药物控制不良组和2.9%的眼压药物控制组的患者，最后还是要接受小梁切除手术，但是还没有明确的证据表明，在行单纯白内障摘除手术后再接受小梁切除手术的患者的预后变差。

所以，白内障摘除手术已经成为一种闭角型青光眼治疗的有效方法，而且早期接受白内障摘除手术对控制患者的青光眼发病进程有利。

68. 白内障摘除手术对开角型青光眼的治疗效果仍存在争议

不少手术医师发现，开角型青光眼的患者接受白内障摘除手术后，眼压较术前都有下降，但是下降的幅度较小。2002年的一项 Meta 分析显示，白内障超声乳化吸除手术能够降低 2～4mmHg 的眼压。但是作者认为在分析中收集到文献都是一些"弱"的证据，而且都不是随机临床试验，缺乏对照组的比较研究。所以虽然有眼压下降，但是并没能改变人们对白内障手术对青光眼的作用的看法。

Poley BJ 认为，术后眼压的下降程度和术前眼压值存在一定的比例关系。在以往的研究中都是在对手术前后的眼压取平均值后进行比较，通常会有 1～3mmHg 的眼压下降。但是这些研究没有对术前不同眼压值的患者做不同区间眼压值的手术前后下降程度的分层研究。因此，Poley BJ 在对患者根据术前眼压水平进行分层数据分析后发现，术前眼压升高较大的患者，在白内障摘除手术后眼压下降的幅度要大于全体患者的眼压下降值的平均水平，最高降幅可以达到 8mmHg。显然，这个结果有明确的临床意义，因为术前眼压较高的患者肯定需要更大程度地降低眼压幅值。

近期进行的 2 项随机对照临床研究结果显示，在接受白内障超声乳化吸除术后，眼压出现实质性下降。其中一项是在 iStent

植入物的研究中，没有植入 iStent 的病例作为对照组接受单纯的白内障摘除手术，眼压下降的平均值为（8.5±4.3）mmHg。而另一项由美国高眼压症治疗研究（Ocular Hypertension Treatment Study，OHTS）做的研究中发现，63 例未做治疗的患者接受单纯的白内障摘除手术后，在 14 年的随访时间里眼压平均下降了 4.0mmHg，相比基线眼压水平有 16.5% 的下降。

到目前为止，白内障超声乳化吸除术后眼压下降的机制还不明确。Poley BJ 推测年龄相关的晶状体增厚导致前房变浅是眼压升高的原因，他建议将晶状体增大导致的眼压升高命名为晶状体变异性高眼压症。进一步研究表明，通过摘除晶状体后患者的前房加深，增加了房水排出通道的流量，眼压能够获得下降。

另一些学者对这些倡导白内障摘除手术治疗开角型青光眼的疗效的文献提出了批评。批评者认为，在这些文献中大都是采用了回顾性研究，研究中的眼压多是应用单次眼压测量的结果作为眼压的比较值，无法代表患者的真实眼压水平。此外批评意见还认为，这些研究中都没有做房角镜的检查，这可能导致闭角型青光眼的病例混杂在研究对象中，所以其结果可信度不高。这些批评者认为，就目前的研究文献证据还不能将白内障摘除手术作为治疗开角型青光眼的一种可靠治疗方法。

还有一种观点不从白内障手术是否降低眼压的角度出发，认为早期进行白内障手术对青光眼患者还是有利的。因为即使是对患有早期白内障的青光眼患者进行抗青光眼手术治疗都存在一定的挑战，而在接受了抗青光眼手术后的患者，比如小梁切除或是引流物植入手术后，白内障的发展会明显加快，再进行白内障摘除的手术风险会显著提高。Jampel H进行的观察显示，小梁切除手术后的患者比没有手术的患者需要接受白内障摘除手术的可能性更大。

小梁切除手术后的白内障摘除手术难度和风险显著提高。青光眼手术后眼球的张力降低，可能导致晶状体测量不准确以及术后散光影响视力，白内障手术还可能破坏滤过泡，造成滤过功能失效。而对开角型青光眼患者尽早施行白内障手术，除了可以获得某种程度上的眼压下降以外，加深的前房也减小了施行抗青光眼手术的风险。因此，大多数手术医师更愿意给人工晶状体眼的患者施行青光眼手术。

白内障摘除手术能否作为开角型青光眼患者的治疗方法还有待进一步明确，但是开角型青光眼患者早期接受白内障摘除手术有利于患者的青光眼治疗。

69. 白内障合并青光眼的手术技巧

对于白内障伴有青光眼患者来说，多种因素可以导致患者瞳孔缩小：年龄因素，老年患者的瞳孔括约肌硬化弹性减弱，瞳孔不易散大；长期应用缩瞳剂，导致瞳孔不易散大；既往多次大发作后前节炎症反应重，可产生虹膜后粘连，导致瞳孔不易散大；对于假性囊膜剥脱导致青光眼的患者，其本来的假性囊膜剥脱疾病就是导致小瞳孔的直接因素；青光眼患者因为长期高眼压导致虹膜肌肉收缩力量不足，虹膜松弛瞳孔，也不易散大；此外，接受过抗青光眼手术的患者，在行虹膜根部切除术后瞳孔开大肌的功能受到影响，也导致瞳孔不易散大。因此，青光眼的患者往往存在以上一个或是多个危险因素，出现小瞳孔的比率更高，所以小瞳孔对青光眼患者白内障手术的影响比正常眼的白内障手术更大。

（1）小瞳孔对白内障手术中多个步骤都有明显的影响

①对撕囊的影响：小瞳孔下晶状体前囊膜暴露的面积小，无法在可视下观察撕囊的过程，容易造成囊膜的撕裂；有些手术医师为了防止囊膜撕裂，可能会减少撕囊口的直径，这样会造成接下来的超声乳化过程或晶状体核娩出困难。

②对超声乳化过程的影响：小瞳孔导致进入后房空间的入口狭小，超声乳化针头和劈核钩都无法顺利地在囊袋内操作，很容易导致虹膜的损伤和囊袋的撕裂。手术中为了便于操作，术者往往将晶状体核拖到前房内乳化，从而造成角膜内皮的损伤。

③对晶状体核娩出的影响：在施行囊外摘除手术的患者，小瞳孔下晶状体核不易通过瞳孔从后房娩出，在娩出过程中可能引起虹膜的损伤。如果造成瞳孔括约肌的撕裂，术后瞳孔扩大无法回缩。

④对皮质吸除的影响：小瞳孔下周边的皮质被虹膜遮挡，皮质无法完全吸除，在吸除皮质过程中造成虹膜的损伤和囊袋的撕裂。

⑤对人工晶状体植入的影响：小瞳孔影响人工晶状体植入到囊袋内，或是植入后房后人工晶状体偏位。

要顺利完成小瞳孔的白内障患者白内障摘除手术，术前和术中维持一个充分散大的瞳孔必不可少。针对各种不同的导致小瞳孔的因素可以在手术前、手术中和采取一种或是多种处理方法来扩大患者的瞳孔。

（2）常见的扩大瞳孔方法

①药物扩大瞳孔

长期应用缩瞳药的患者在手术前应停用缩瞳药至少 1 天，并且术前 3 天开始点非甾体类抗炎药物。非甾体类抗炎药物可以拮抗虹膜操作过程中释放的前列腺素的缩瞳作用，维持术中的瞳孔散瞳状态。

应用混合肾上腺素能药物的复方散瞳眼药能够增加散瞳效果。肾上腺素能药物能够作用于瞳孔开大肌，联合麻痹瞳孔括约肌的 M 受体阻滞剂可以增强散瞳的效果。如果患者瞳孔在应用眼药水后还不能散大，可以做结膜下注射，但是要注意可能导致患者血压升高和其他心血管系统的不良反应。术中做前房内注入肾上腺素（1/1000 的肾上腺素与生理盐水 1∶3 比例配制）散瞳效果更加迅速，而且对眼部和全身的不良反应更小。在注入眼内的散瞳药剂中，加入利多卡因可以增加散瞳的效果并减轻患者在手术中的不适。需要注意的是，混合多种药物注入眼内后，应当考虑可能出现角膜内皮的损害和发生眼前节毒性综合征的风险。

②麻醉方式的选择

尽管现在白内障手术已经进入表面麻醉的时代，但是对于小瞳孔下的白内障手术还是建议采用球后或球旁麻醉的方式。良好的麻醉不仅能使患者更好地配合手术，而且球后麻醉可以散大患者的瞳孔，有利于手术的操作。

③手术中黏弹剂的应用

在撕囊前，于前房内注入黏弹剂加深前房，应用黏弹剂向周边推开虹膜，也有一定的扩大瞳孔的作用。对于存在瞳孔粘连的病例，应用黏弹剂的机械推力，可以推开虹膜与晶状体表面粘连的部位，同时黏弹剂的黏滞力可以阻滞瞳孔的回缩，维持在撕囊的瞳孔散大的状态。

④虹膜的手术中处理

青光眼的患者往往在瞳孔区的虹膜后表面存在增殖膜，限制了瞳孔的散大，这类病例可在前房内注入黏弹剂，撕除虹膜后的增殖膜，然后用黏弹剂推开虹膜，也能起到扩大瞳孔的作用。

针对瞳孔难以散大的病例，有些手术医师应用手术器械挣开瞳孔的方法。具体手法是应用两个劈核钩经过两个不同的切口进入瞳孔区内，沿瞳孔直径勾住瞳孔缘，双手同时用力撑开／牵引开瞳孔，在多条经线上做这种机械的撑开操作，可以达到扩大患者瞳孔的目的。也可以用专用的器械做虹膜扩张的操作。这种扩张瞳孔的方法操作简单，一般短时间内可以获得满意的扩大瞳孔的效果，但是因为对虹膜的刺激大，瞳孔扩大的效果不能持久，术中瞳孔可能会缩小。

另一种针对虹膜的操作是应用多点切开瞳孔括约肌的方法来达到扩大瞳孔的目的。瞳孔括约肌切开法采用显微剪刀做 8 个方位同等间距的瞳孔缘括约肌微小切开，减小瞳孔括约肌的张力，然后再应用调位钩来扩张瞳孔。该方法的扩瞳效果要好于单纯的瞳孔牵张法，而且也不会造成严重的瞳孔撕裂。但是无论是虹膜撑开法还是瞳孔括约肌切开法，应该避免用于虹膜松弛综合征（intraoperative floppy-iris syndrome，IFIS）和虹膜硬化的病例，因为这两种虹膜操作手术，都可能增加虹膜脱出和虹膜被超声头误吸的风险。

⑤虹膜拉钩

虹膜拉钩的作用是通过角膜缘的切口，置入一个或是多个 PMMA 材质的拉钩，将瞳孔牵拉到一定大小，以满足进行白内障手术的需要。它的优势是操作简单，学习曲线短，瞳孔开大的效果好。虹膜拉钩另一个好处就是对于悬韧带松弛的患者，可以将拉钩勾在撕囊口的边缘，有助于稳定囊袋，完成白内障手术。但是应用虹膜拉钩后，患者的前房变浅，白内障手术操作空间减小，容易造成角膜内皮的损伤，此外，过度牵拉瞳孔缘，会造成瞳孔括约肌的损伤，导致术后瞳孔不能回缩等问题。

⑥瞳孔扩张环

瞳孔扩张环可能是目前最有效的瞳孔开大方法。这种装置是通过在瞳孔缘放置一个弹性的装置，机械性地扩张瞳孔到一定程度，以便于白内障手术的操作，在手术完成后取出。一般这种装置都能够明显的扩大瞳孔，满足顺利完成白内障手术的需要，但是在部分病例，应用虹膜撑开器后，可能造成虹膜的损伤，导致瞳孔不能回缩，失去瞳孔的缩放功能。

常见的虹膜撑开器有 Graether2000、Morcher 瞳孔扩张器、Perfect Pupil 等。

（3）超声乳化仪器和手术技巧的应用

在小瞳孔下进行超声乳化手术，手术中虹膜容易被吸入进超声乳化针头中，造成虹膜损伤，所以手术中需要应用较小的流量参数和负压设定，劈核手法可以采用拦截劈核法，尽量在囊袋内劈开晶状体核后乳化吸除。

在飞秒激光辅助下白内障摘除手术是目前白内障手术发展的一个热点。激光辅助下的白内障手术对患者的瞳孔有更高的要求，只有充分散大的瞳孔才能将晶状体充分暴露，激光才能准确地聚焦在晶状体上，是激光辅助下进行白内障手术的必要条件。在飞秒激光的手术过程中，激光在眼内的作用可以产生大量前列腺素 E2，前列腺素作用于虹膜受体导致瞳孔缩小，因此激光下的白内障手术比常规的白内障手术更容易造成手术中的瞳孔缩小，所以在进行激光前和激光操作后保持一个散大的瞳孔大小尤为重要。

术前应用抗前列腺素的药物可以明显抑制术中前列腺素的缩瞳作用，激光操作后瞳孔缩小的发生率可以降到 1% 以下。在激光后立即点一滴10%的去氧肾上腺素可以将瞳孔缩小的比率从9.50%降到1.23%。有研究显示，在激光操作后到开始进行晶状体摘除的时间间隔越长，瞳孔缩小的程度越大，因此，建议在做完飞秒激光的操作后，立即进行白内障摘除手术，防止术中瞳孔缩小的发生。

小瞳孔下的白内障手术对白内障手术医师是一个巨大的挑战，我们只要在术前充分评估患者可能的手术风险，采取积极的应对措施，就能够解除小瞳孔对手术的影响，获得适宜的手术条件，避免并发症的发生，取得满意的手术效果。

参考文献

1. Chen M，Lamattina KC，Patrianakos T，et al.Complication rate of posterior capsule rupture with vitreous loss during phacoemulsification at a Hawaiian cataract surgical center：a clinical audit.Clin Ophthalmol，2014，8：375-378.

2. Joshi RS.Pre-operative use of the topical steroidal and non-steroidal anti-inflammatory agents to maintain intra-operative mydriasis during cataract surgery.Indian J Ophthalmol，2013，61（5）：246-247.

3. Grob SR，Gonzalez-Gonzalez LA，Daly MK.Management of mydriasis and pain in cataract and intraocular lens surgery：review of current medications and future directions.Clin Ophthalmol，2014，8：1281-1289.

4. Belovay GW，Varma DK，Ahmed II.Cataract surgery in pseudoexfoliation syndrome.Curr Opin Ophthalmol，2010，21（1）：25-34.

中国医学临床百家

5. Suwan-Apichon O, Ratanapakorn T, Panjaphongse R, et al.2.5% and 10% phenylephrine for mydriasis in diabetic patients with darkly pigmented irides.J Med Assoc Thai, 2010, 93 (4): 467-473.

6. Gupta SK, Kumar A, Agarwal S, et al.Phacoemulsification without preoperative topical mydriatics: induction and sustainability of mydriasis with intracameral mydriatic solution.Indian J Ophthalmol, 2014, 62 (3): 333-336.

7. Lundqvist O, Koskela T, Behndig A.A paired comparison of intracameral mydriatics in refractive lens exchange surgery.Acta Ophthalmol, 2014, 92 (5): 482-485.

8. Williams GS, Radwan M, Kadare S, et al.The short to medium-term risks of intracameral phenylephrine.Middle East Afr J Ophthalmol, 2012, 19 (4): 357-360.

9. Bäckström G, Lundberg B, Behndig A.Intracameral acetylcholine effectively contracts pupils after dilatation with intracameral mydriatics.Acta Ophthalmol, 2013, 91 (2): 123-126.

10. Lundberg B, Behndig A.Intracameral mydriatics in phacoemulsification cataract surgery—a 6-year follow-up.Acta Ophthalmol, 2013, 91 (3): 243-246.

11. Ezra DG, Nambiar A, Allan BD.Supplementary intracameral lidocaine for phacoemulsification under topical anesthesia. A Meta-analysis of randomized controlled trials.Ophthalmology, 2008, 115 (3): 455-487.

12. Nikeghbali A, Falavarjani KG, Kheirkhah A.Pupil dilation with intracameral lidocaine during phacoemulsification: Benefits for the patient and surgeon.Indian J Ophthalmol, 2008, 56 (1): 63-64.

13. Lundberg B, Behndig A.Separate and additive mydriatic effects of lidocaine hydrochloride, phenylephrine, and cyclopentolate after intracameral injection.J Cataract Refract Surg, 2008, 34 (2): 280-283.

14. Akman A, Yilmaz G, Oto S, et al.Comparison of various pupil dilatation methods for phacoemulsification in eyes with a small pupil secondary to pseudoexfoliation.Ophthalmology, 2004, 111 (9): 1693-1698.

15. Fine IH, Packer M, Hoffman RS.Phacoemulsification in the presence of a small pupil.//Steinert RF. Cataract surgery. Saunders: Elsevier Inc, 2010: 245-258.

16. Kopsachilis N, Carifi G.Phacoemulsification using 8 flexible iris hooks in a patient with a short eye, small pupil, and phacodonesis.J Cataract Refract Surg, 2014, 40 (9): 1408-1411.

17. Goldman JM, Karp CL.Adjunct devices for managing challenging cases in cataract surgery: pupil expansion and stabilization of the capsular bag.Curr Opin Ophthalmol, 2007, 18 (1): 44-51.

18. Dick HB, Gerste RD, Schultz T.Laser cataract surgery: curse of the small pupil.J Refract Surg, 2013, 29 (10): 662.

19. Roberts TV, Lawless M, Bali SJ, et al.Surgical outcomes and safety of femtosecond laser cataract surgery: a prospective study of 1500 consecutive cases. Ophthalmology, 2013, 120 (2): 227-233.

20. Quigley HA, Broman AT.The number of people with glaucoma worldwide in 2010 and 2020.Br J Ophthalmol, 2006, 90 (3): 262-267.

21. Tarongoy P, Ho CL, Walton DS.Angle-closure glaucoma: the role of the lens

in the pathogenesis, prevention, and treatment.Surv Ophthalmol, 2009, 54 (2):
211-225.

22. He M, Friedman DS, Ge J, et al.Laser peripheral iridotomy in eyes with narrow drainage angles: ultrasound biomicroscopy outcomes. The Liwan Eye Study. Ophthalmology, 2007, 114 (8): 1513-1519.

23. Hayashi K, Hayashi H, Nakao F, et al.Changes in anterior chamber angle width and depth after intraocular lens implantation in eyes with glaucoma. Ophthalmology, 2000, 107 (4): 698-703.

24. Nonaka A, Kondo T, Kikuchi M, et al.Angle widening and alteration of ciliary process configuration after cataract surgery for primary angle closure. Ophthalmology, 2006, 113 (3): 437-441.

25. Ramani KK, Mani B, George RJ, et al.Follow-up of primary angle closure suspects after laser peripheral iridotomy using ultrasound biomicroscopy and A-scan biometry for a period of 2 years.J Glaucoma, 2009, 18 (7): 521-527.

26. Tham CC, Leung DY, Kwong YY, et al.Effects of phacoemulsification versus combined phaco-trabeculectomy on drainage angle status in primary angle closure glaucoma (PACG) .J Glaucoma, 2010, 19 (2): 119-123.

27. Lam DS, Leung DY, Tham CC, et al.Randomized trial of early phacoemulsification versus peripheral iridotomy to prevent intraocular pressure rise after acute primary angle closure.Ophthalmology, 2008, 115 (7): 1134-1140.

28. Tham CC, Kwong YY, Leung DY, et al.Phacoemulsification versus combined phacotrabeculectomy in medically controlled chronic angle closure glaucoma

中国医学临床百家

with cataract.Ophthalmology，2008，115（12）：2167-2173，e2.

29. Tham CC，Kwong YY，Leung DY，et al.Phacoemulsification versus combined phacotrabeculectomy in medically uncontrolled chronic angle closure glaucoma with cataracts.Ophthalmology，2009，116（4）：725-731，e1-e3.

30. Irak-Dersu I，Nilson C，Zabriskie N，et al.Intraocular pressure change after temporal clear corneal phacoemulsification in normal eyes.Acta Ophthalmol，2010，88（1）：131-134.

31. Samuelson TW，Katz LJ，Wells JM，et al.Randomized evaluation of the trabecular micro-bypass stent with phacoemulsification in patients with glaucoma and cataract.Ophthalmology，2011，118（3）：459-467.

32. Mansberger SL，Gordon MO，Jampel H，et al.Reduction in intraocular pressure after cataract extraction：the Ocular Hypertension Treatment Study. Ophthalmology，2012，119（9）：1826-1831.

33. Poley BJ，Lindstrom RL，Samuelson TW，et al.Intraocular pressure reduction after phacoemulsification with intraocular lens implantation in glaucomatous and nonglaucomatous eyes：evaluation of a causal relationship between the natural lens and open-angle glaucoma.J Cataract Refract Surg，2009，35（11）：1946-1955.

34. Chang RT，Shingleton BJ，Singh K.Timely cataract surgery for improved glaucoma management.J Cataract Refract Surg，2012，38（10）：1709-1710.

35. Vizzeri G，Weinreb RN.Cataract surgery and glaucoma.Curr Opin Ophthalmol，2010，21（1）：20-24.

36. Shrivastava A，Singh K.The effect of cataract extraction on intraocular pressure.

Curr Opin Ophthalmol，2010，21（2）：118-122.

37. Chang TC，Budenz DL，Liu A，et al.Long-term effect of phacoemulsification on intraocular pressure using phakic fellow eye as control.J Cataract Refract Surg，2012，38（5）：866-870.

38. Walland MJ，Parikh RS，Thomas R.There is insufficient evidence to recommend lens extraction as a treatment for primary open-angle glaucoma：an evidence-based perspective.Clin Exp Ophthalmol，2012，40（4）：400-407.

（陈　辉　整理）

白内障手术散光控制策略

70. 角膜散光是影响白内障术后视觉质量的重要因素

白内障手术发展至今日，随着手术技术和新兴材料的日新月异，白内障手术不再是单纯的复明手术，而是以改善术后视觉质量为主要目的的屈光性手术。术后裸眼视觉体验不仅关系到患者术后的视觉质量，也关系到患者的生活质量。因此，不论是术前合并的角膜散光还是术源性散光，如果不妥善处理，都会影响白内障术后的裸眼视觉质量，使得患者在术后依旧无法离开眼镜，或者依靠眼镜也不能获得满意的视觉效果。所以，在术前评估患者屈光状态及制定手术方案时，应充分认识到角膜散光的重要性，预估术后可能出现的屈光问题，并与患者进行充分沟通，制定满足患者需求的合理方案。

71. 正确看待白内障术前散光

绝大多数白内障患者术前均存在一定程度的散光，对于 1.00D 以内的角膜散光，大多数患者在长期生活中已经耐受此种屈光状态，特别是有双眼视觉的患者，可能已经适应了某轴向上的屈光异常，如果加以矫正，可能会出现扭曲性复视等不适。基于以上原因，对于此类患者不必过分强调矫正术前散光。

白内障患者中有 15%～29% 存在＞1.50D 的角膜散光，其中＞2.20D 散光占白内障患者的 8%～9%，而＞3.00D 约占 2%，明显影响白内障患者术后的视觉质量。对于＞1.00D 的术前散光，可以考虑通过植入具有矫正散光的人工晶状体或者通过角膜松解切口等方法予以矫正，从而为患者带来更佳的术后裸眼视觉体验。

72. 切口大小和缝线影响术后术源性散光

引起术后散光的原因很多，较为重要的有：切口的大小、位置和方式，是否存在缝线以及缝线的种类、缝合方式、松紧程度、拆线方式和时间，无创伤手术程度等。

目前白内障手术主要运用超声乳化技术及可折叠型人工晶状体，因此手术切口主要采用透明角膜切口，极少需要使用缝线，切口的长度是决定术后散光的主要影响因素。自从 Kelman CD 曾预言 3mm 的手术切口可以不产生术源性散光，此宽度曾在过去相当长的一段时间内成为白内障超声乳化手术的标准主切口宽度。但 Tsuneoka H 等的相关研究表明，3.0mm 切口所引起的术源性散光比 1.4mm 切口的多 1 倍以上。姚克等也证实 1.5mm 透明角膜微切口术后术源性散光比传统切口明显减少。切口每减少 0.5mm，术源性散光约减少 0.25D。2.8mm 切口在术后 3 个月时术源性散光为 0.46D，2.2mm 切口为 0.24D，1.2 ~ 1.4mm 切口为 0.13D。

在 21 世纪初，一度流行的双手微切口白内障超声乳化手术曾将切口缩小至 1.0 ~ 1.5mm，甚至 < 1.0mm，但由于受到人工晶状体发展的制约，在施行完超声乳化手术后不得不将切口扩大至 2.0mm 左右，以植入 IOL，且术中前房稳定性、灌注不足、技术难度高、手术时间延长等一系列问题也困扰着双手超声乳化技术的发展及推广。

与此同时，同轴超声乳化技术也在不断推陈出新，美国 ALCON 公司在推出 Nano 套袖后使得超声乳化针头可以通过 2.0mm 的切口，并可通过 2.2mm 的切口植入人工晶状体。美国 BAUSCH LOMB 公司的新产品 Stellaris 超声乳化仪已实现 1.8mm 切口完成超声乳化手术，与之相匹配的 MI60 人工晶状体在无须扩大切口的情况下即可顺利植入，使得同轴超声乳化切口首次突破 2.0mm，进入崭新时代。

虽然目前白内障手术几乎不存在缝线问题，但在偏远地区受到手术技术以及 IOL 材料限制，仍然需要行大切口手术；或者出现术中并发症，不得不改变术式扩大切口时，仍然可能需要进行切口缝合。对于此类情况，必须掌握缝线调节方法来矫正术后散光。术中即根据切口处角膜曲率情况选择缝线的密度、宽度及缝合的松紧，如切口处角膜曲率较高，可以减少缝线密度及跨度，缝合不必过紧，保证切口密闭即可；如切口处角膜曲率较低，则采用相反方法。

术后必须密切观察角膜曲率变化情况，如出现因缝线原因引起的术后高散光，可在保证伤口密闭的原则上，提前拆、断线。其指征为：术后 6 周仍存在术源性散光为 2.00D ～ 2.50D。根据角膜散光的大小选择拆、断线数量。Kronish JW 等建议：＞ 2.00D 者拆除 1 根；＞ 3.00D 者拆除 2 根；＞ 4.00D 者拆除 3 根，并以间隔、间断拆、断线为原则。

73. 角膜散光测量方式具有多样化的特点

角膜散光的测量可以通过角膜曲率计、IOL-Master、角膜地形图等设备完成。

角膜曲率计虽然只测量角膜中心 3mm 直径区域的曲率半径，但基本可以反映整个角膜屈光状态。特别在测量角膜规则散光方面，结果也是比较准确的。

IOL-Master 所带的角膜曲率测量模块也能比较正确地测量角膜曲率及散光情况，而且功能比较完善，可以测量角膜曲率、前房深度、眼轴长度、角膜白对白，并可用自带的人工晶状体计算公式直接打印出生物测量结果，较为准确便捷，已逐渐成为白内障术前生物测量的主流设备。

角膜地形图由 Placido 盘投射系统、实时图像检测系统和计算机图像处理系统 3 部分组成，可以对整个角膜约 7000 个数据点进行分析，更具系统性及精准性。

74. 白内障术后应重视角膜散光的控制

（1）散光型 IOL

1994 年，Shimizu K 等发明了 Toric IOL 并应用于临床后，使得眼科医师可以将矫正散光和摘除白内障同时进行。对于术前既已存在的 1.00D 以上的角膜散光可以通过植入 Toric IOL 进行矫正。术前或术中散光的轴位进行标记，考虑到手术时体位变化引起的眼位旋转，笔者倾向于选择术前标记。Toric IOL 植入后在囊袋内的旋转稳定性是保证患者术后视觉质量的关键。理论上讲，1°的 IOL 旋转将丧失 3.3% 的散光矫正效力，旋转超过 30°，散光矫正能力完全丧失。因此术前准确定位及术中精准定位是决定术后效果的重要因素。

（2）角膜松解切口

松解性角膜切开术指在角膜缘血管拱环内、中央角膜外的角膜范围内最大屈光力散光轴向上设置单个或一对松解角膜切口，即在角膜上做弧形板层切开，改变角膜屈光状态，矫正术前角膜散光的方法。按所松解的部位不同可分为透明角膜松解切口（corneal relaxing incisions，CRIs）和角膜缘松解切口（limbal relaxing incisions，LRIs）。根据实际情况的不同，单一松解性透明角膜切口最多可以矫正 3.00D 的散光，白内障术中联合 LRIs 术可矫正术前存在的＞ 5.00D 的规则散光。而在最大角膜曲率径线上做成对切口，其散光矫正效果最好。

目前德国 ZEISS 公司推出的 tri 839MP 型 IOL 是全球首款三焦点 IOL，可以很好地解决术后远、中、近距离视觉问题，提供较好的全程视力。但术前散光将会限制此类人工晶状体的使用范围，实际工作中可以合理应用角膜松解切口对术前散光进行合理控制。因此，对于合并有＞ 1.00D 角膜散光的白内障患者，可选择角膜松解切口联合 ZEISS tri 839MP 三焦点 IOL 植入术。

（3）飞秒激光辅助白内障手术系统

飞秒激光系统可通过角膜缘松解切口来矫正 3.50D 以内的散光，降低角膜最陡子午线屈光度而减小散光。由于飞秒激光的高精度，可对手术切口进行个性化设计，对角膜散光量化控制更加精确。飞秒辅助白内障系统完成角膜松解切口，可弥补目前绝大多数高端设计的 IOL 无法解决术前散光问题的不足，拓宽此类 IOL 的适应证范围，为更多患者带来更佳的术后视觉质量。

（4）角膜屈光手术

对于围手术期未采取有效措施控制术前散光，或因手术方式或其他原因引起的术源性散光，术后屈光稳定后仍存在较大程度的散光并且影响裸眼视觉质量者，可考虑通过角膜屈光手术的方式进行矫正。角膜屈光手术发展至今，技术日臻成熟，对于 3.00D 以内的散光可以做到有效矫正。

参考文献

1. Can I，Takmaz T，Yildiz Y，et al.Coaxial，microcoaxial，and biaxial microincision cataract surgery：prospective comparative study.J Cataract Refract Surg，2010，36（5）：740-746.

2. Hayashi K，Yoshida M，Hayashi H.Postoperative corneal shape changes：microincision versus small-incision coaxial cataract surgery.J Cataract Refract Surg，2009，35（2）：233-239.

3. Wilczynski M，Supady E，Piotr L，et al.Comparison of surgically induced astigmatism after coaxial phacoemulsification through 1.8 mm microincision and bimanual phacoemulsification through 1.7 mm microincision.J Cataract Refract Surg，2009，35（9）：1563-1569.

4. Luo L，Lin H，He M，et al.Clinical evaluation of three incision size-dependent phacoemulsification systems.Am J Ophthalmol，2012，153（5）：831-839，e2.

5. Hill W.Expected effects of surgically induced astigmatism on AcrySof toric intraocular lens results.J Cataract Refract Surg，2008，34（3）：364-367.

6. Khokhar S，Lohiya P，Murugiesan V，et al.Corneal astigmatism correction with opposite clear corneal incisions or single clear corneal incision：comparative analysis.J Cataract Refract Surg，2006，32（9）：1432-1437.

7. Wang LI，Misra M，Koch DD.Peripheral corneal relaxing incisions combined

中国医学临床百家

with cataract surgery.J Cataract Refract Surg，2003，29（4）：712-722.

8. Kaufmann C，Peter J，Ooi K，et al.Limbal relaxing incisions versus on-axis incisions to reduce corneal astigmatism at the time of cataract surgery.J Cataract Refract Surg，2005，31（12）：2261-2265.

9. 刘伟，何书喜.白内障术后散光的研究进展.国际眼科杂志，2008，8（2）：341-344.

10. Gills JP，Van der Karr M，Cherchio M.Combined toric intraocular lens implantation and relaxing incisions to reduce high preexisting astigmatism.J Cataract Refract Surg，2002，28（9）：1585-1588.

11. Freitas GO，Boteon JE，Carvalho MJ，et al.Treatment of astigmatism during phacoemulsification.Arq Bras Oftalmol，2014，77（1）：40-46.

12. Akura J，Matsuura K，Hatta S，et al.A new concept for the correction of astigmatism：full-arc，depth-dependent astigmatic keratotomy.Ophthalmology，2000，107（1）：95-104.

13. Akura J，Matsuura K，Hatta S，et al.Clinical application of full-arc，depth-dependent，astigmatic keratotomy.Cornea，2001，20（8）：839-843.

14. Novis C.Astigmatism and toric intraocular lenses.Curr Opin Ophthalmol，2000，11（1）：47-50.

15. Viestenz A，Seitz B，Langenbucher A.Evaluating the eye's rotational stability during standard photography：effect on determining the axial orientation of toric intraocular lenses.J Cataract Refract Surg，2005，31（3）：557-561.

16. Kim MH，Chung TY，Chung ES.Long-term efficacy and rotational stability of

AcrySof toric intraocular lens implantation in cataract surgery.Korean J Ophthalmol，2010，24（4）：207-212.

17. Chang DF.Early rotational stability of the longer Staar toric intraocular lens：fifty consecutive cases.J Cataract Refract Surg，2003，29（5）：935-940.

18. Ruhswurm I，Scholz U，Zehetmayer M，et al.Astigmatism correction with a foldable toric intraocular lens in cataract patients.J Cataract Refract Surg，2000，26（7）：1022-1027.

19. De Silva DJ，Ramkissoon YD，Bloom PA.Evaluation of a toric intraocular lens with a Z-haptic.J Cataract Refract Surg，2006，32（9）：1492-1498.

20. 范巍，翁景宁，张广斌.飞秒激光辅助白内障手术.国际眼科纵览，2014，38（3）：175-179.

21. Jongsareejit A，Saenghirun S.An innovation of manual small incision cataract surgery（MSICS：A Technique）for advanced cataract disease in Thailand.J Med Assoc Thai，2014，97（11）：1177-1181.

22. Ouchi M.High-cylinder toric intraocular lens implantation versus combined surgery of low-cylinder intraocular lens implantation and limbal relaxing incision for high-astigmatism eyes.Clin Ophthalmol，2014，8：661-667.

23. 陈星，于建春.白内障手术同时矫正散光的方法研究进展.国际眼科杂志，2015，15（6）：993-996.

（郑　科　整理）

阿尔茨海默病与白内障的关系

75. β- 淀粉样蛋白是连接白内障和阿尔茨海默病的桥梁

阿尔茨海默病（Alzheimer's disease，AD）是发生于老年和老年前期，以进行性认知功能障碍和行为损害为特征的中枢神经系统退行性病变。其发病原因主要由 β- 淀粉样蛋白（amyloid β-protein，Aβ）及 tau 蛋白的异常折叠聚集形成斑块，从而阻碍神经元的正常生理传导。在 AD 早期，可有病理生理改变，但其临床症状轻微，故对 AD 的早期诊断存在困难。因此，寻找无创性早期诊断 AD 的方法，对 AD 的预先诊断和治疗至关重要。

白内障是由任何先天性或后天性因素引起晶状体透明度降低或颜色改变所致其光学质量下降的退行性改变。其发病原因是由晶状体蛋白三级结构发生改变，蛋白之间形成高分子量聚合物而成。

有研究发现，Aβ 是连接白内障和 AD 的桥梁，其作用于 αB 晶状体蛋白，使其聚集，形成核上性白内障。Goldstein LE 等于 2003 年首次在人晶状体内发现 Aβ，后由 Moncaster JA 等证明 Aβ 可促进 αB 晶状体蛋白聚集，从病因角度可见两者可能存在相关性。同时，从胚胎起源上发现晶状体与大脑均起源于外胚层，故其功能上可能存有相关性。相关回顾性研究发现，白内障患者中 AD 患者高于非白内障人群，但是也存在争议性研究。AD 与白内障的相关性论证仍需进一步研究。

目前，中国 AD 患者有 600 万～ 800 万，这一数字必将随着中国人口老龄化的到来逐步增长。因此，及早诊断 AD，并早期进行药物干预，对延长 AD 患者的生存期及提高生存质量尤为重要。

76. 利用晶状体实现无创性 AD 检测是一种可能的新思路

阿尔茨海默病由大脑皮质及海马部的 β- 淀粉样沉淀所形成神经炎性斑及 tau 蛋白过磷酸化形成神经元纤维缠结引起。在正常情况下，淀粉样前体蛋白（amyloid precursor protein，APP）经 α、β、γ 三种分泌酶酶解，产物由 Aβ 构成，由 39 ～ 43 个氨基酸组成，以 $Aβ_{1-40}$、$Aβ_{1-42}$ 多见。这些单体蛋白后经泛素蛋白酶复合体、吞噬体、溶酶体三种途径破坏并降解。然而在 AD 患者中，这三种途径均被抑制，单体肽聚集形成淀粉样纤丝。该纤丝含有规则有序的、平行的 β 折叠结构，同时也是构成神经炎性斑的主要成分。tau 蛋白与神经微管结构构成相关，以无序屈曲的非折叠蛋白形式存在于神经细胞胞质中，在神经突形成时上调。患 AD 时，tau 蛋白会形成规则的、非平行的 β 折叠结构，这也是神经元纤维缠结的主要构成。以上两种纤丝结构为 AD 患者脑部特征性结构，均在胞质中影响神经细胞的正常生理功能。

AD 的临床诊断为一排除性诊断，即存在 AD 相关症状，排除脑卒中、其他类型痴呆、原发性脑部疾病及非神经性疾病等。同时，临床诊断还需配合量表（NINCDS-ADRDA and DSM-IV criteria）及影像学资料。然而，临床诊断存在一定误诊率，甚至在一些研究中发现误诊率高达 47%。刚果红染色和硫黄素荧光分析是诊断 AD 经典的神经病理学方法。病理诊断虽准确率高，但需依赖 MRI、PET、脑脊液及脑组织活检，故其可行性、安全性差，成本高，未能临床大面积推广。有相关研究表示，白内障在 AD 人群中高发。因此，通过晶状体进行无创性 AD 诊断，可能成为 AD 诊断的另一种趋势。

77. 国内外研究验证了 AD 与白内障存在相关性

近几年来，众多文献表明 AD 与白内障存在相关性。

AD 与白内障存在相关性首次由 Goldstein LE 等发现并证实。试验选取 9 例 AD 患者脑组织和眼作为试验组，8 例无 AD 患者的脑组织和眼、3 例将进行白内障手术患者的房水作为对照组。在两个实验组的晶状体里均发现 $A\beta_{1-40}$、$A\beta_{1-42}$，房水中发现 $A\beta_{1-40}$。实验组 AD 患者核上性白内障高发，对照组均未发现。通过电子致密物沉积定位 $A\beta$ 于 AD 患者核上部纤维细胞胞质内。在该沉积部位还发现 $A\beta$ 免疫反应性增强，以及刚果红染色苹果绿双折射。同时该部位 αB 晶状体蛋白免疫反应性增强。

该研究尚存在一些问题有待明确：①未对 $A\beta$ 聚集在胞质中的机制做出解释。$A\beta$ 可能存在于某细胞器中，随着赤道部上皮细胞向纤维细胞分化，细胞器分解从而使 $A\beta$ 释放至胞质内。另一种可能性是由于细胞内吞作用对 $A\beta$ 的内化。后一种路径与脑组织对 $A\beta$ 的清除路径相符，也解释了房水中的 β 淀粉样蛋白；②由于浓度分布不均，可能导致其浓度测量误差；③本实验为小样本实验，然而核上性白内障在白内障分型中并不多见；④未解释核上部纤维细胞胞质内 αB 晶状体蛋白免疫反应性增强的原因。

对于核上部纤维细胞胞质内 αB 晶状体蛋白免疫反应性增强的原因，Moncaster JA 等通过对比合成 $A\beta$ 与晶状体蛋白浓缩液能否发生反应，发现晶状体中的 $A\beta$ 可以促进晶状体蛋白聚集，形成沉淀并影响光折射率。此晶状体中 $A\beta$ 的功能与脑中淀粉样蛋白级联假说趋同。Liang JJ 在其研究中发现 $A\beta$ 参与 αB 晶状体蛋白的能量转换，因而促使其形成纤丝。

同时，Lai SW 等通过回顾性队列研究证明白内障可能是 AD 的非认知功能相关改变。研究人群选自 1999—2004 年的台湾健康保险计划，分别选取 19 954 人至实验组和对照组，通过是否患白内障进行分组。数据表明，患白内障及 AD 的累计发病率较无白内障的 AD 累计发病率高 0.74%，白内障组有更高的患 AD 的概率。通过 Cox 比例风险回归模型分析，发现在 AD 的并发疾病中，白内障的发病率较高。对于同组内的白内障患者和白内障术后患者，AD 的发病率并无差异，这说明白内障手术对 AD 的进展并无影响。然而，该研究并不能充分说明白内障与 AD 的相关性，其原因：①无法证明白内障诊断前是否有其他 AD 有关的记忆相关性或非记忆相关性疾病；②一些 AD 的高危因素，如饮酒、吸烟等，未记录入数据中；③ AD 的早期诊断困难，目前尚未有早期的诊断方法；④白内障组有更高的患 AD 的概率可能是由于白内障患者随访密切，有利于 AD 的早期发现。

78. 荧光配体和激光扫描仪临床试验已初步实现 AD 辅助诊断

在 Goldstein LE 和 Moncaster JA 的研究中发现了 β 淀粉样沉淀位于晶状体核上部，并证明了其与 AD 可能的相关性。Kerbage C 等尝试将这一可能的发现应用于临床中。他们通过荧光配体和激光扫描仪（sapphire system）的综合应用辅助 AD 的诊断，这也是首次活体应用该技术。临床试验的目的为检测该仪器的安全性和有效性。将特定的荧光配体溶于油膏中，称其为 11 号混合物，即可直接注入眼内。通过细胞试验、动物实验均未发现不良事件。而后，试验通过严格的入组标准，分别选择

5 名 AD 患者和 5 例志愿者进行试验。结果发现，在距晶状体囊 900μm 的核上部，荧光信号明显高于周边且与对照组差别明显。同时，在健康志愿者中，有一位 *ApoE4* 基因突变者，该基因突变是 AD 患病的高危因素之一，其荧光信号也同样较无 AD 志愿者高。本试验试图证实 sapphire system 的安全性和有效性，但无法避免因小样本带来的偏差，大样本量的临床试验正在开展之中。

79. AD 与白内障相关性研究仍然存在很多争议

Goldstein LE 和 Moncaster JA 等的研究中发现了 β 淀粉样沉淀，然而一些研究并未在晶状体找到相关蛋白。Michael R 等在 2013 年选取 21 例 AD 患者的遗体，其中 17 例是通过全科医师诊断，4 例通过神经病理确认。从这 21 例 AD 患者中获得 39 个晶状体。对照组依据年龄，选取了 15 个晶状体。研究还选取了患有大脑淀粉样血管病的脑组织、患有 AD 晚期相关病变的患者的脑组织以及格子状角膜营养不良的角膜作为阳性对照。通过刚果红染色、硫黄素荧光分析、Aβ 免疫组化分析等，发现无论是对照组还是实验组，刚果红染色、硫黄素荧光分析、Aβ 免疫组化分析均为阴性。研究结果与 Goldstein LE 等的研究产生差异，其原因可能如下：①染色程序、试剂及读片的差异；② Goldstein LE 等均通过神经病理学对患者进行 AD 的确诊。而 Michael R 的回顾性研究多通过临床诊断，可能存在误诊；③刚果红染色、硫黄素荧光分析并非 Aβ 的特殊标志物，而是针对大分子中 β 折叠结构。因此，染色阳性基于底物有一定量的浓度，并与试剂充分结合。阴性染色可能是由于无 Aβ 沉淀、低浓度 Aβ 沉淀或是 Aβ 以另一种不与试剂结合的形式存在。

与此同时，Michael R 等于 2013 年的研究也发现 Goldstein LE 和 Moncaster JA 等的研究存在问题，如：① 实验里并未设立阳性对照，因此，其读片正确率降低；② Goldstein LE 和 Moncaster JA 等的实验里用刚果红染色发现的 β 淀粉样沉淀与其淀粉前体蛋白浓度分布不相符。

Michael R 等于 2014 年对其于 2013 年的本项研究进行了补充。他们利用共焦拉曼显微镜检测蛋白中特定分子结构并进行定量分析。研究表明，AD 患者的晶状体混浊并无特征性，且在 AD 患者晶状体中并无 Aβ 沉积。因此，晶状体内的 Aβ 不能预测 AD，也不能成为 AD 的生物标志物，与 Goldstein LE 等的研究结果相反。

Ho CY 等对 AD 患者脑部多种异常蛋白在晶状体中的表达进行了检测，其中包括 Aβ、tau 蛋白以及 α 突触核蛋白。通过刚果红染色和免疫组化方法，在晶状体中均未检出。

Bei L 等对白内障分级是否可以作为 AD 的临床前指标进行了研究。通过 Scheimpflug 成像发现，指标阳性者白内障分级更高，并且皮质光散射增强。然而，研究对年龄进行校正后，差异不再明显。所以，白内障分级并不能被作为诊断或是提示 AD 的无创方法。研究还指出，无法证明晶状体的相关改变发生在 AD 之前。

80. 存在争议，但是研究意义仍然重大

到目前为止，AD 与白内障晶状体 β 淀粉样沉淀的关系存在争议。笔者认为：这可能是由于研究方法和样本的差异及对于 AD 患者晶状体标本的获取存在困难等原因所致。未来研究可以通过增加样本量，对 AD 患者晶状体标本进行深入的分子生物学研究，观察 AD 患者的晶状体改变，明确两者的关系，同时研究晶状体中不同的生物标志物，并明确其与 AD 的相关性，利用白内障定向蛋白质作为早期诊断 AD 的工具，可以更好地服务于临床，改善患者的生活质量。

参考文献

1. Jack CR Jr，Albert MS，Knopman DS，等 . 美国国立老化研究所与阿尔茨海默病协会诊断指南写作组：阿尔茨海默病痴呆诊断标准的推荐 . 中华神经科杂志，2012，45（5）：352-355.

2. Hashimoto M，Rockenstein E，Crews L，et al.Role of protein aggregation in mitochondrial dysfunction and neurodegeneration in Alzheimer's and Parkinson's diseases.Neuromolecular Med，2003，4（1-2）：21-36.

3. 张新彦，卢奕 . 蛋白质翻译后修饰与年龄相关性白内障 . 中华眼科杂志，2011，47（7）：656-659.

4. Goldstein LE，Muffat JA，Cherny RA，et al.Cytosolic beta-amyloid deposition and supranuclear cataracts in lenses from people with Alzheimer's disease.Lancet，2003，361（9365）：1258-1265.

5. Moncaster JA，Pineda R，Moir RD，et al.Alzheimer's disease amyloid-beta links lens and brain pathology in Down syndrome.PLoS One，2010，5（5）：e10659.

6. Armstrong R，Kergoat H.Oculo-visual changes and clinical considerations affecting older patients with dementia.Ophthalmic Physiol Opt，2015，35（4）：352-376.

7. Friedman R.Aggregation of amyloids in a cellular context：modelling and experiment.Biochem J，2011，438（3）：415-426.

8. Bei L，Shui YB，Bai F，et al.A test of lens opacity as an indicator of preclinical Alzheimer Disease.Exp Eye Res，2015，140：117-123.

9. Forman MS，Trojanowski JQ，Lee VM.Neurodegenerative diseases：a decade of discoveries paves the way for therapeutic breakthroughs.Nat Med，2004，10（10）：1055-1063.

10. von Bergen M，Barghorn S，Biernat J，et al.Tau aggregation is driven by a transition from random coil to beta sheet structure.Biochim Biophys Acta，2005，1739（2-3）：158-166.

11. McKhann GM，Knopman DS，Chertkow H，et al.The diagnosis of dementia due to Alzheimer's disease：recommendations from the National Institute on Aging-Alzheimer's Association workgroups on diagnostic guidelines for Alzheimer's disease.Alzheimers Dement，2011，7（3）：263-269.

12. Michael R，Rosandić J，Montenegro GA，et al.Absence of beta-amyloid in cortical cataracts of donors with and without Alzheimer's disease.Exp Eye Res，2013，106：5-13.

13. Michael R, Otto C, Lenferink A, et al.Absence of amyloid-beta in lenses of Alzheimer patients: a confocal Raman microspectroscopic study.Exp Eye Res, 2014, 119: 44-53.

14. Lai SW, Lin CL, Liao KF.Cataract may be a non-memory feature of Alzheimer's disease in older people.Eur J Epidemiol, 2014, 29 (6): 405-409.

15. Liang JJ.Interaction between beta-amyloid and lens alphaB-crystallin.FEBS Lett, 2000, 484 (2): 98-101.

16. Kerbage C, Sadowsky CH, Jennings D, et al.Alzheimer's disease diagnosis by detecting exogenous fluorescent signal of ligand bound to Beta amyloid in the lens of human eye: an exploratory study.Front Neurol, 2013, 4: 62.

17. Frid P, Anisimov SV, Popovic N.Congo red and protein aggregation in neurodegenerative diseases.Brain Res Rev, 2007, 53 (1): 135-160.

18. Ho CY, Troncoso JC, Knox D, et al.Beta-amyloid, phospho-tau and alpha-synuclein deposits similar to those in the brain are not identified in the eyes of Alzheimer's and Parkinson's disease patients.Brain Pathol, 2014, 24 (1): 25-32.

（刘思思　整理）

白内障围手术期非感染性炎症反应防治专家共识解读

81. 围手术期非感染性炎症反应的原因及发生机制

在白内障手术过程中，器械对组织的机械性损伤、前房压力的波动变化、超声能量的热灼伤以及灌注液的刺激等都会激发术中术后的炎症反应。因此，术前、术后抗炎药物的使用是相当必要的。与此同时，白内障患者多种多样，虽然单纯白内障患者占大多数，但白内障术者一定会遇到复杂的类型，如合并葡萄膜炎、青光眼等其他疾病，对于这些术前已出现炎症反应或术后会增加炎症反应的白内障围手术期，我们可以通过预先的抗炎药物的使用以及术后不同于单纯白内障的药物使用达到更好的抗炎效果。

发生机制：花生四烯酸途径引起的炎症反应已被广泛熟知。

花生四烯酸本是与磷脂结合存在于细胞膜上，外界刺激出现时，花生四烯酸在磷脂酶 A2 和磷脂酶 C 作用下被释放出来，开始了炎症反应的级联过程。环氧化酶 – 前列腺素级联是最常见炎症反应途径。环氧化酶 1 及 2 可以将花生四烯酸氧化为前列腺素 H2，再在前列腺素 E2 合成酶作用下形成前列腺素 E2。前列腺素 E2 参与人体中大多数的炎症反应过程，它能扩张血管增加炎症物质的渗出，同时刺激痛觉神经导致疼痛。

这些炎症过程体现在眼前节的反应中，就出现了疼痛，角膜水肿，房水中细胞、蛋白甚至纤维素的渗出，进而出现眼压升高、虹膜后粘连等。因此，在白内障围手术期通过阻断这些炎症级联反应过程，能够有效地防治白内障术后的这些非感染性炎症反应的发生，从而减轻患者的痛苦，加速恢复进程。

82. 围手术期常用药物及药理机制

目前对于白内障围手术期的治疗药物，普遍达成共识的有糖皮质激素类药物及非甾体抗炎药。

糖皮质激素的抗炎作用众所周知，早已成为治疗非感染性炎症反应的最有效用药。它通过激活脂皮质素从而抑制花生四烯酸的释放，阻断炎症级联反应；并且能够改变细胞膜上离子转运蛋白的功能，抑制免疫细胞参与炎症反应。但是，激素类药物同时因为不良反应在临床应用中相对较为慎重，如升高眼压、角膜伤口愈合延迟以及全身不良反应。

非甾体类抗炎药物的使用越来越广泛，它可以通过封锁环氧化酶，进而减少前列腺素物质的生成，达到防治炎症反应的作用。同时，虽然全身应用时该类药物可能会导致胃黏膜损伤、肾脏损伤等不良反应，但是由于眼科应用中多为局部用药，因此不良反应少，相对安全。《中国白内障围手术期非感染性炎症反应防治专家共识（2015 年）》（下面简称指南）中也强调了非甾体类抗炎药物使用的重要性，并给出了指导性建议。

83. 非甾体抗炎药物在白内障围手术期的作用

（1）抗炎作用

由于具有阻断前列腺素产生的作用，非甾体类抗炎药物发挥着有效的抗炎作用，联合糖皮质激素使用时，可以减少激素药物的使用量。因此，指南中建议白内障术后 2 周内联合糖皮质激素药物使用，2 周后仅使用非甾体类抗炎药，并从 3 周后递减，直至第 6 周停药。

（2）阻止虹膜平滑肌收缩，防止瞳孔缩小，减轻疼痛

炎症因子的刺激可以导致虹膜平滑肌收缩，从而缩小瞳孔，同时减轻疼痛。合并葡萄膜炎、糖尿病、高度近视、青光眼的白内障手术，术中由于炎症因子比单纯白内障释放较多，因此更容易在术中出现瞳孔缩小，影响手术。因此，在白内障手术前除了散瞳药的使用，同时联合非甾体类抗炎药物可以有效防止术中瞳孔缩小。在近期的药物研发中，也出现了散瞳药物与非甾体抗炎

药物的联合制剂。指南中也建议特殊类型白内障手术，如合并糖尿病的白内障，最好提前 1 周使用非甾体抗炎药，以维持术中瞳孔散大状态。

（3）防治黄斑水肿

白内障术后假性黄斑水肿的发生其实是很常见的，但是由于短期内可消退且不引起明显视力变化而未得到重视。术中及术后炎症因子的释放是目前认为导致黄斑水肿的重要原因，非甾体类抗炎药物对白内障术后黄斑水肿的治疗作用是普遍认可的。更有研究表明，非甾体抗炎药物对于预防白内障术后黄斑水肿的作用强于糖皮质激素类药物。白内障摘除术后血－房水屏障完全修复一般需要 4 周，此时的视力虽然已比较稳定，但在 4 ～ 6 周内仍存在发生黄斑水肿的风险，故可使用非甾体类抗炎滴眼液至术后 6 周。

（4）阻止晶状体上皮细胞增生，减少后发障形成

早在 1991 年就有研究者发现，非甾体抗炎药物能够导致晶状体上皮细胞的变性及死亡，并假设该类药物能够通过阻止前部晶状体上皮细胞的增殖和移行，从而防止术后晶状体后囊浑浊的发生。

未来尚需要更多有价值、可信度高的前瞻性多中心临床研究，以进一步支持和修正白内障围手术期非感染性炎症反应的抗炎治疗方案。

中
国
医
学
临
床
百
家

参考文献

1. Ahuja M，Dhake AS，Sharma SK，et al.Topical ocular delivery of NSAIDs. AAPS J，2008，10（2）：229-241.

2. Radi ZA，Ostroski R.Pulmonary and cardiorenal cyclooxygenase-1（COX-1），-2（COX-2），and microsomal prostaglandin E synthase-1（mPGES-1）and -2（mPGES-2）expression in a hypertension model.Mediators Inflamm，2007，2007：85091.

3. Kessel L，Tendal B，Jørgensen KJ，et al.Post-cataract prevention of inflammation and macular edema by steroid and nonsteroidal anti-inflammatory eye drops：a systematic review.Ophthalmology，2014，121（10）：1915-1924.

4. 中华医学会眼科学分会白内障和人工晶状体学组 . 中国白内障围手术期非感染性炎症反应防治专家共识（2015 年）. 中华眼科杂志，2015，51（3）：163-166.

（马子程　整理）

白内障术后感染性眼内炎指南解读

84. 白内障术后感染性眼内炎的破坏性极大

白内障术后感染性眼内炎为白内障手术后术眼感染引起的葡萄膜与视网膜的急性化脓性炎症，发病急剧，进程迅速，常导致失明、眼球萎缩。白内障术后眼内炎是一种极具破坏性的术后并发症，在中国的发生率约为 0.033%，与发达国家相仿。虽然眼内炎发病率较低，但通常会因发现和治疗不及时而导致视力丧失的严重结果。

白内障术后感染性眼内炎临床表现为：眼部剧痛，视力急剧下降，眼睑、结膜高度充血水肿，前房积脓或炎性渗出，感染可波及脉络膜、玻璃体及视网膜，发展迅速，破坏力极强，最终可导致视力完全丧失。

85. 白内障术后感染性眼内炎的危险因素——结膜囊正常菌群

正常情况下，人的眼表（结膜囊及附属器官）有多种细菌的存在，尤其高龄者检出率高。在中国研究报告中显示，结膜囊内菌群检出率最高的是凝固酶阴性葡萄球菌（一种表皮葡萄球菌），其次为金黄色葡萄球菌，革兰阴性杆菌为第三位，这与国外文献中报道的基本一致。当人的免疫力正常时，这些菌群不会引起明显的炎症反应，但当进入眼内或免疫力低下时，即可发生眼内感染。目前，国内外研究均证实，在白内障术后发生感染性眼内炎的患眼中的菌群与结膜囊中的正常菌群一致，这些菌群可经手术切口进入前房。同时，一篇研究报告指出：在内眼手术后的房水中，菌群种类与术前结膜囊和眼表培养出的菌群一致。这说明，白内障术后眼内炎主要是由存在于眼表或结膜囊内的微生物在术中或术后通过穿透性的手术刀口进入眼内感染引起，主要致病菌为凝固酶阴性葡萄球菌和金黄色葡萄球菌。

86. 加强围手术期的管理是预防白内障术后感染性眼内炎的主要措施

2013年国外Meta分析报告指出，白内障术后感染性眼内炎相关的危险因素归为以下几点：手术方式、透明角膜切口、术中未行预防性前房内抗生素注射、术中晶状体后囊膜破裂、硅油眼及发生术中并发症延长手术时间，而高龄及性别因素的危险性较低。由此可见，加强围手术期管理对感染性眼内炎的预防非常重要。目前国际上对于白内障手术后眼内炎的预防措施大致可分为术前、术中、术后抗生素的使用，以及术前高效的药物消毒。

（1）评估患者眼部及全身健康状况

对于术前患有慢性炎症（结膜炎、睑板腺炎、慢性泪囊炎及全身感染等）的患者，应先积极控制眼部及全身感染，局部用药或施行手术后，待炎症控制再进行白内障手术，从而降低术后眼内炎的发生率。有研究表明，糖尿病患者白内障手术后，不论是否植入 IOL，眼内炎的发生率均高于非糖尿病患者。所以术前将血糖控制在合理的范围内，对眼内炎的防控至关重要。

（2）局部抗菌滴眼液的使用

上文危险因素中指出，白内障术后眼内炎最常见的致病菌为凝固酶阴性葡萄球菌，与结膜囊菌群相符。2015 年，中国有研究通过对 300 位白内障超声乳化手术患者的术前与术后结膜囊细菌培养的阳性率进行了比较，发现术前局部使用抗生素滴眼液及清洗结膜囊，可以减少细菌培养的阳性率，这与欧洲白内障与屈光外科医师学会（European society of cataract and refractive surgery，ESCRS）提出的指南一致，因此，手术前滴用抗菌药能有效减少结膜囊内细菌量，是减少术后眼内炎的重要预防措施。2013 年中华医学会眼科学分会白内障和人工晶状体学组对白内障围手术期预防感染措施给出了专家建议：将局部应用抗菌药作为预防眼内炎的重要措施，选用包括氟喹诺酮类和氨基糖苷类等的广谱抗菌滴眼液。目前中国、美国及日本临床应用的主要药物是氟喹诺酮类滴眼液，其对表皮葡萄球菌、金黄色葡萄球菌敏感性较好，其对多数革兰阴性和阳性菌均有较强的抗菌活性，并且具有较小的毒性和良好的药物动力学特点。但是，由于近年来广谱抗生素的大量使用，结膜囊菌群对妥布霉素、氧氟沙星的耐药性增强，而对一些不常用的药，如头孢西丁、庆大霉素的敏感性较高。另外，目前国内外的相关研究结果显示：第 4 代喹诺酮类药物对结膜囊内的潜在细菌具有高敏感性。例如加替沙星、莫西沙星等。由此可见，术前局部药物的合理使用及了解患者围手术期的局部用药史，对选择何种药物预防术后眼内炎有指导意义。

（3）术前结膜囊消毒

聚维酮碘是一种对大多数微生物有快速杀灭能力的消毒剂，目前在中国，术前最有效且公认的预防措施是使用 0.5% 聚维酮碘溶液进行结膜囊消毒，抗菌效应至少可维持 1 小时。在减少感染方面，聚维酮碘比术前应用的抗生素更加有效。国外研究认为，使用 5% 的聚维酮碘进行消毒是唯一降低术后眼内炎的手段，其目前已在国际上广泛使用。当然，同时应注意聚维酮碘可对角膜上皮及内皮的毒性反应。

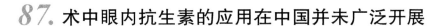

87. 术中眼内抗生素的应用在中国并未广泛开展

目前白内障手术专家大多数选择透明角膜切口。有报道认为角膜切口是术后感染性眼内炎发生的较危险因素。但在一项综述研究中，发现透明角膜切口和巩膜隧道切口的眼内炎发病率并无差异。因此，预防白内障术后眼内感染关键不在于采用哪种手术切口，而在于保证术毕时切口的密闭性，必要时要进行缝合。

术中抗生素的使用主要分为以下 3 个方面：

（1）灌注液中加入抗生素

灌注液中是否加入抗生素，对眼内炎有何影响，一直存在争议。国外研究曾报道，术中给予含万古霉素或庆大霉素的灌注液，较术前局部点药更能减少病原体污染，并且可减低术后房水细菌培养的阳性率。但因万古霉素可产生相关视网膜毒性，并且在中国严格控制使用，故在临床实际应用方面，很少有专家推荐。

（2）前房内注射抗生素

García-Sáenz MC 等人通过一项长达 10 年的前瞻性研究，认为前房内注射头孢呋辛后，术后眼内炎发生率有显著下降。2015年国外最新的一篇 Meta 分析中指出，术中前房注射头孢呋辛，比局部点药更能预防眼内炎。前房注射后发生率为 1/2855，局部点药为 1/485，前房注射后眼内炎危险率降到 0.12。所以其认为，前房注射头孢呋辛是白内障术后预防眼内炎的最好措施。此项预防措施在国外得到了广泛的应用，其中以欧洲最多，美国次之，而在中国并未被广泛使用，大多数专家认为前房内注入抗菌药物的效果并不优于术中灌洗。

（3）结膜下注射抗生素

国外研究表明，手术结束时结膜下使用抗菌药可显著降低白内障术后眼内炎的发生率。其中大部分注射的药品是头孢呋辛。但在中国，由于缺乏前瞻性的随机对照研究，大部分术者采用术毕时使用抗菌眼药膏涂眼。

88. 术后预防措施以局部用药为主

目前国内研究认为，氟喹诺酮类药物具有较好的前房穿透性，能在前房内维持长时间有效的抑菌浓度。因此，建议术后抗菌药眼药水首选氟喹诺酮类药物，这与国外研究相似。

国外曾有研究显示，全身应用抗菌药可降低眼内炎的发生率，但 ESCRS 研究认为静脉内抗生素预防不需常规用于普通内眼手术。在中国，专家一致认为常规白内障手术术后一般不采用全身抗菌药，但对高危患者如高龄、糖尿病、外伤、单眼等特殊情况可以考虑采用。

89. 国内白内障术后感染性眼内炎的治疗指南

眼内炎一旦发现，一定要积极有效地治疗，最大限度地控制感染。然而，目前中国各级医疗诊治水平不一，各个地方医院仅凭自身医疗经验进行诊治，缺乏统一治疗标准，必然导致延误最佳炎症控制时间，对视功能破坏力极大。

鉴于中国各级医院眼科的诊疗设备和医疗水平存在差异，为了有效挽救眼内炎患者视力，中华医学会眼科学分会白内障与人工晶状体学组根据中国实际医疗情况，在国外治疗指南 [美国 EVS（Endophthalmitis Vitrectomy Study）与 ESCRS] 指导原则等文献的基础上，对白内障术后急性眼内炎的治疗方案进行了规范：主要根据前房及玻璃体内炎症感染的轻重不同，分为 3 个阶段的治疗方案：

（1）前房仅轻中度混浊，未见前房积脓和玻璃体混浊，需密切观察，局部用药，必要时可采用前房抗生素灌洗和（或）辅助疗法。

（2）出现前房积脓，B 超检查未见玻璃体混浊，可进行前房抗生素灌洗和玻璃体内注射联合辅助疗法。

（3）前房积脓伴有玻璃体混浊，直接采用玻璃体手术和玻璃体内注射联合辅助疗法。同时，对药物的配备方法和给药方式都进行了规范。

目前在治疗中，给药方式分为前房灌洗术、玻璃体腔注药、玻璃体切除手术，外加一些局部及全身的辅助抗生素治疗。

（1）前房灌洗术

在确定患者出现前房积脓或炎性渗出时，可进行前房灌洗术，同时抽取前房液送检，进行微生物培养，以寻找敏感抗生素。灌洗液浓度建议万古霉素为 0.02g/L，头孢他啶为 0.04g/L。

（2）玻璃体内注射

为针对早期病例的治疗，或在实施玻璃体切除手术前的治疗，可联合前房灌洗术，建议每 3 日给药一次。以下是目前治疗眼内炎最适合的玻璃体注射用药方案：

① 10g/L 万古霉素 0.1ml+20g/L 头孢他啶 0.1ml。

② 10g/L 万古霉素 0.1ml +22.5g/L 头孢他啶 0.1ml。

（3）玻璃体切除手术

被认为是最根本的治疗方法，手术指征为：视力为光感或呈进行性下降，或者玻璃体内注射无法有效控制病情时，建议采用玻璃体切除手术。但在实际临床应用中，视力不是选择玻璃体切除手术的唯一指标，应根据患者眼部感染的情况，结合眼部 B 超结果，尽早选择手术。术中先抽取房水和玻璃体原液，并使用万古霉素和头孢他啶灌注液灌流，切除玻璃体要彻底，注意防治术中并发症。

（4）局部及全身辅助治疗

①局部抗生素滴眼液：在没有实验室药敏结果时，抗生素在选择上应注意广谱、低毒和高角膜穿透性，目前中国较多使用左氧氟沙星滴眼液 + 妥布霉素地塞米松滴眼液，睡前使用同类眼膏，同时使用 1% 硫酸阿托品眼用凝胶，每日 2 次，伴或不伴非甾体抗炎药普拉洛芬等，每日 4 ～ 6 次。

②全身用药：大多数抗生素通过静脉或口服途径，玻璃体穿

透性低，可作为辅助疗法。静脉滴注的药物首选万古霉素（每日2次，每次1.0g）＋头孢他啶（每日3次，每次1.0g）。

③结膜下注射：可考虑为选择性使用。主要药物为万古霉素和头孢他啶，选用10g/L万古霉素0.5ml（在由美国国家眼科研究所进行的眼内炎玻璃体切除手术研究中则为50g/L万古霉素0.5ml）和20g/L头孢他啶0.5ml（在由美国国家眼科研究所进行的眼内炎玻璃体切除手术研究中则为200g/L头孢他啶0.5ml）。另外，可根据情况应用糖皮质激素类药物：玻璃体内注射地塞米松（无防腐剂）0.4mg，严重者可注射泼尼松（每日每千克体重1mg）。成年患者口服泼尼松（每日1次，每次50mg）或静脉滴注甲泼尼龙（每日1次，每次40mg）。同时注意有无糖皮质激素类药物使用的禁忌证及并发症。

根据患者病史及患眼的临床表现，一旦确诊为白内障术后急性细菌性眼内炎，应积极行抗感染治疗，无须等待致病菌培养结果，可减少致盲率和并发症。同时应密切观察，做到每日到诊，根据不同的病情变化、细菌药敏培养结果，及时调整治疗方案，以免贻误病情。

90. 提高各级医疗水平，未雨绸缪，防患于未然

白内障术后感染性眼内炎是最严重的一种并发症。目前，由于卫生水平及技术的与时俱进，消毒方法、手术方式和抗生素治疗等方面都有了较大改进，白内障术后眼内炎的患病率呈稳步下

降趋势，但是，一旦发生，对患者及手术医师都会造成极大的心理障碍。因此，白内障术后感染性眼内炎的预防及发生后的紧急治疗和心理干预显得尤其重要。

目前国内外研究已经证实，白内障术后感染性眼内炎的发生主要与结膜囊正常菌群的侵入有关。因此，围绕这个观点，怎样避免这些菌群进入眼内导致眼内炎就至关重要。国内能开展白内障手术的医院越来越多，为预防眼内炎的发生，除上述国内外公认的预防措施外，医务人员在日常的工作中，应做好每一个细节。

（1）术前严格筛查

符合白内障手术指征的患者，排除局部或全身感染，有全身慢性病的患者要使相关指标控制在合理的范围内，例如，2型糖尿病患者术前空腹血糖应控制在8mmol/L以下，以减轻感染风险。术前泪道冲洗及结膜囊冲洗务必彻底。保证术前3天术眼滴用广谱抗生素眼液，每日至少4次，若术前一天开始，则做到每小时一次，以保证术前结膜囊的清洁无菌。

（2）保证无菌的手术区域

采用目前最为公认且有效的消毒方法：在术前采用0.5%聚维酮碘进行结膜囊冲洗，维持约10秒，即用生理盐水彻底冲洗，在最大限度地降低结膜囊菌群活性的同时，也使角膜上皮得到了保护。同时，应广泛提倡使用无菌手术贴膜，可以将眼睑、睫毛隔离于无菌手术区外，避免将病菌带入手术区。

（3）提高手术技巧

目前白内障手术已从原来囊内囊外摘除，发展到现在普遍的透明角膜切口，甚至飞秒激光手术，创伤越来越小，技术越来越精准。虽然无法使所有术者的技术水平达到一致，但笔者认为，术者应根据自身情况，采用适当操作，尽量避免术中并发症的发生。例如，术中后囊膜破裂，即使发生，也要能够及时、正确地处理并发症，尽量缩短手术时间，同时要保证术毕手术切口的密闭性。

（4）加强手术室的管理

目前国内大多数白内障手术都是批量完成的，因此做好手术室设备、器械及工作人员的管理非常重要。加强环节管控，严格执行无菌操作，定期手术室消毒，保证手术用器械及植入物的严格无菌，尽量缩短人工晶状体在外部环境中的暴露时间。

（5）医患配合

预防白内障术后感染性眼内炎的发生，不仅需要术者的高超技术，更需要患者提高自身的依从性，遵医嘱，按时用药复诊，同时注意控制全身性疾病，如血糖、血压等，注意营养和保持好心情，避免自身的免疫力下降。一旦发现问题，医患之间要及时沟通。一般常见的术后并发症为角膜伤口渗漏、角膜上皮损伤及术后一过性高眼压，一旦发现，应立即处理，同时保证无菌操作，避免菌群侵入，把眼内感染的萌芽消灭在最初的阶段。

91. 重在预防，贵在治疗

虽然白内障术后感染性眼内炎非常可怕，后果极其严重，但笔者认为，只要及时发现、及时有效治疗，并进行相应的心理干预，完全可以把后果的严重性降低。

（1）求同

白内障术后患者，一旦确诊为感染性眼内炎，应遵循专家共识，对其进行及时抢救，并做到严密观察随访。如果基层医院对治疗缺乏经验，应告知患者立即转往上级医院治疗，尽可能将损失控制到最小。

（2）存异

在共识基础上，提倡个性化治疗：根据具体的病菌感染及患者自身的耐药与否，采用不同的药物治疗，并根据临床表现及时调整治疗方案。同时，把握好玻璃体切除手术的时机，不能错过治疗的最佳时间，尽可能地挽救视力。

（3）心理干预

发生术后感染性眼内炎的患者，视力从光明到黑暗，其心理承受着巨大压力，因此，医护人员在对其进行积极治疗的同时，也要对其心理和精神状态进行评估，适当进行心理疏导，尽量保持好的心态，对疾病的恢复有重要积极的辅助作用。

白内障术后感染性眼内炎，重在预防，贵在治疗，相信随着医疗技术的不断发展，在医疗各界人士的不断努力下，只要诊断及时，处理正确，终将得到有效控制。

参考文献

1. 姚克.中国白内障研究发展方向及面临的问题.中华眼科杂志，2015，51（4）：241-244.

2. Fintelmann RE，Naseri A.Prophylaxis of postoperative endophthalmitis following cataract surgery：current status and future directions.Drugs，2010，70（11）：1395-1409.

3. 孙旭光，王智群，罗时运，等.眼结膜囊培养细菌病原学分析.眼科新进展，2002，22（1）：23-24.

4. Hori Y，Nakazawa T，Maeda N，et al.Susceptibility comparisons of normal preoperative conjunctival bacteria to fluoroquinolones.J Cataract Refract Surg，2009，35（3）：475-479.

5. Sheng Y，Sun W，Gu Y，et al.Endophthalmitis after cataract surgery in China，1995-2009.J Cataract Refract Surg，2011，37（9）：1715-1722.

6. Shoaib KK.Delayed- versus acute-onset endophthalmitis after cataract surgery.Am J Ophthalmol，2012，154（2）：414，author reply 414-415.

7. Pijl BJ，Theelen T，Tilanus MA，et al.Acute endophthalmitis after cataract surgery：250 consecutive cases treated at a tertiary referral center in the Netherlands.Am J Ophthalmol，2010，149（3）：482-487，e1-e2.

8. 胡淑英，汪振芳，谭素芬，等.白内障手术感染性眼内炎相关因素分析.中华医院感染学杂志，2003，13（6）：541-542.

中国医学临床百家

9. Thoms SS, Musch DC, Soong HK.Postoperative endophthalmitis associated with sutured versus unsutured clear corneal cataract incisions.Br J Ophthalmol, 2007, 91 (6): 728-730.

10. Leong JK, Shah R, McCluskey PJ, et al.Bacterial contamination of the anterior chamber during phacoemulsification cataract surgery.J Cataract Refract Surg, 2002, 28 (5): 826-833.

11. Cao H, Zhang L, Li L, et al.Risk factors for acute endophthalmitis following cataract surgery: a systematic review and Meta-analysis.PLoS One, 2013, 8 (8): e71731.

12. Endophthalmitis Study Group, European Society of Cataract & Refractive Surgeons.Prophylaxis of postoperative endophthalmitis following cataract surgery: results of the ESCRS multicenter study and identification of risk factors.J Cataract Refract Surg, 2007, 33 (6): 978-988.

13. Chang DF, Braga-Mele R, Mamalis N, et al.Prophylaxis of postoperative endophthalmitis after cataract surgery: results of the 2007 ASCRS member survey.J Cataract Refract Surg, 2007, 33 (10): 1801-1805.

14. Ng JQ, Morlet N, Bulsara MK, et al.Reducing the risk for endophthalmitis after cataract surgery: population-based nested case-control study: endophthalmitis population study of Western Australia sixth report.J Cataract Refract Surg, 2007, 33 (2): 269-280.

15. 齐欣，卢弘，张孝生，等 . 白内障超声乳化手术后眼内炎 4 例临床分析 . 临床和实验医学杂志，2015 (5): 396-397.

16. 张宝冬，王涌.白内障超声乳化术围手术期结膜囊细菌培养及药物敏感性的调查研究.中国眼耳鼻喉科杂志，2015，15（2）：90-93.

17. 中华医学会眼科学分会白内障和人工晶状体学组.关于白内障围手术期预防感染措施规范化的专家建议（2013 年）.中华眼科杂志，2013，49（1）：76-78.

18. Leibovitch I，Lai TF，Senarath L，et al.Infectious keratitis in South Australia：emerging resistance to cephazolin.Eur J Ophthalmol，2005，15（1）：23-26.

19. Miño de Kaspar H，Koss MJ，He L，et al.Antibiotic susceptibility of preoperative normal conjunctival bacteria.Am J Ophthalmol，2005，139（4）：730-733.

20. 孙士营，翟华蕾，谢立信.白内障术前结膜囊细菌培养结果及药敏变化.中国实用眼科杂志，2005，23（5）：509-513.

21. Ciulla TA，Starr MB，Masket S.Bacterial endophthalmitis prophylaxis for cataract surgery：an evidence-based update.Ophthalmology，2002，109（1）：13-24.

22. Ang GS，Barras CW.Prophylaxis against infection in cataract surgery：a survey of routine practice.Eur J Ophthalmol，2006，16（3）：394-400.

23. 蒋劲，姚克，章征.不同浓度国产聚维酮碘对兔角膜毒性损伤的评价.中华眼科杂志，2006，42（4）：338-340.

24. Jiang J，Wu M，Shen T.The toxic effect of different concentrations of povidone iodine on the rabbit's cornea.Cutan Ocul Toxicol，2009，28（3）：119-124.

25. Colleaux KM，Hamilton WK.Effect of prophylactic antibiotics and incision type on the incidence of endophthalmitis after cataract surgery.Can J Ophthalmol，2000，35

（7）：373-378.

26. Shah PA，Yoo S.Innovations in phacoemulsification technology.Curr Opin Ophthalmol，2007，18（1）：23-26.

27. Sobaci G，Tuncer K，Taş A，et al.The effect of intraoperative antibiotics in irrigating solutions on aqueous humor contamination and endophthalmitis after phacoemulsification surgery.Eur J Ophthalmol，2003，13（9-10）：773-778.

28. Mendivil Soto A，Mendivil MP.The effect of topical povidone-iodine，intraocular vancomycin，or both on aqueous humor cultures at the time of cataract surgery.Am J Ophthalmol，2001，131（3）：293-300.

29. Ball JL，Barrett GD.Prospective randomized controlled trial of the effect of intracameral vancomycin and gentamicin on macular retinal thickness and visual function following cataract surgery.J Cataract Refract Surg，2006，32（5）：789-794.

30. García-Sáenz MC，Arias-Puente A，Rodríguez-Caravaca G，et al.Effectiveness of intracameral cefuroxime in preventing endophthalmitis after cataract surgery Ten-year comparative study.J Cataract Refract Surg，2010，36（2）：203-207.

31. Kessel L，Flesner P，Andresen J，et al.Antibiotic prevention of postcataract endophthalmitis：a systematic review and Meta-analysis.Acta Ophthalmol，2015，93（4）：303-317.

32. Murjaneh S，Waqar S，Hale JE，et al.National survey of the use of intraoperative antibiotics for prophylaxis against postoperative endophthalmitis following cataract surgery in the UK.Br J Ophthalmol，2010，94（10）：1410-1411.

33. 姚克，章征，杨瑶华，等.人眼滴用氧氟沙星和环丙沙星及妥布霉素的前房穿透性研究.中华眼科杂志，2003，39（12）：736-739.

34. Doft BH.Treatment of postcataract extraction endophthalmitis：a summary of the results from the Endophthalmitis Vitrectomy Study.Arch Ophthalmol，2008，126（4）：554-556.

35. Maguire JI.Postoperative endophthalmitis：optimal management and the role and timing of vitrectomy surgery.Eye（Lond），2008，22（10）：1290-1300.

（刘　青　整理）

后囊膜破裂

92. 重视超声乳化手术中后囊膜破裂的处理

　　白内障手术是全世界最常见的内眼手术。近年来，随着手术仪器和技术不断更新，患者对术后的视力效果也日趋满意。但是像所有手术一样，并发症不可避免。其中后囊膜破裂（posterior capsular rupture，PCR）对于眼前节医师而言一直是一个热门的话题。每个超声乳化医师手下都会遇到后囊膜破裂。由于处理时间延长，器械反复进出切口，可能对周围组织造成损伤，增加一些远期并发症的发生率，如角膜水肿、内皮失代偿、视网膜脱离、持续的虹膜炎、继发青光眼以及黄斑囊样水肿等，最终可能损害术后的视力。

93. 后囊膜破裂并不是超声乳化手术中"灾难性"并发症

面对 PCR，不同级别的术者可能会承受不同程度的心理压力。英国学者对于眼科医师处理后囊膜破裂和玻璃体溢出的自信心调查显示：对于新手医师而言，超声乳化手术过程中后囊膜破裂绝对是让人士气低落、自信心受挫的事。被调查医师均有独立完成 350（383～1087例，平均576）例以上超声乳化手术的经验。后囊膜破裂的发生率为 2.1%（0.9%～4.9%），90.9%（20/22）接受训练的手术医师没有独立处理后囊膜破裂的勇气。另一项研究表明：接受专业训练 3 年后，被训练的手术医师与上级会诊医师的手术时间和并发症无明显区别。

其实，对于经验丰富的手术医师，后囊膜破裂并不可怕。从事物的两面性来讲，人为的后囊孔有其优点。如针对婴幼儿白内障，为了预防后发性白内障发生，术中常常需要特意做一个直径为 4～5mm 的后囊膜的撕开，一方面避免后光学区的混浊；另一方面通过前后囊的环形撕囊和人工晶状体一起形成一个类似三明治的结构，防止周边的晶状体上皮细胞向中央迁徙。根据这一原理，一些学者建议对于某些特殊类型的白内障，例如假性囊膜剥脱综合征、高度近视白内障等都可在超声乳化术中做专门的后囊膜的环形撕开，以期获得远期良好的视力。

随着手术经验的积累和随访资料的完善，越来越多的资料显示，术中意外发生的后囊膜破裂经过适当的处理，仍然可以获得满意的视力。

94. 后囊膜破裂重在预防，沉着应对

最为基础的是，术者应该了解什么类型的白内障容易出现PCR。既往的资料表明，先天性白内障、成熟期白内障、棕色核白内障、前囊口过小、术中瞳孔缩小、假性囊膜剥脱综合征、后发性白内障以及在进行各种内眼手术术后多次行玻璃体腔注药者容易出现PCR。尤其是随着抗新生血管药物和激素类药物在眼底疾病的广泛应用，患者需要反复接受玻璃体腔内注射，以治疗年龄相关性黄斑变性及各种视网膜疾病引起的黄斑水肿。研究显示：玻璃体腔内注射除引起眼内压升高，还是超声乳化手术中后囊膜破裂的高发因素。既往行10次以上玻璃体腔注药者在超乳术中发生后囊膜破裂的概率是对照组的2.59倍。因此术者在术前应针对此类患者做详细的检查，评估后囊膜状态以及发生PCR可能性，并在术中谨慎操作。

PCR可发生在超乳手术中的各个步骤。从环形撕囊时的撕裂到人工晶状体植入时襻的位置不当划破后囊，而其中以碎核和皮质吸除时最常见。根据后囊破口的大小和位置不同，以及是否合并玻璃体溢出和（或）悬韧带离断，处理方法也不同。及时发现、避免破裂口进一步扩大是处理的关键。前房突然加深，瞳孔缩小往往预示后囊膜破裂。术中发现PCR应优先保证安全，同

时减少玻璃体牵引，稳定前房容量，维持囊膜和小带的完整，保护角膜内皮和前房其他组织。对于小的破裂口，无玻璃体溢出，可自破裂口周边远端注入黏弹剂，压平并缩小破裂口，然后尽量分离开与玻璃体纠缠在一起的皮质，降低灌注瓶高度，将抽吸口直对残余皮质或核，低流量吸除。小破口一般不影响后房型人工晶状体植入。

当后囊膜破裂口大并伴随玻璃体溢出发生在掉核或碎核时，试图用超声乳头追吸碎核是危险而不可取的，可能导致巨大视网膜裂孔和视网膜脱离。超声乳头突然阻塞提示玻璃体脱出。发现掉核时，术者首要目的是安全地娩出核和核周皮质。除同上方法注入黏弹剂以外，可考虑扩大切口，用圈套器娩出晶状体核或核碎块，如果核较大，可使用劈核刀将核劈开后再娩出。然后用囊膜剪反复快速剪除瞳孔区和切口附近的玻璃体。视情况用劈核钩或调位钩自侧切口整复虹膜，使瞳孔复圆。必要时可前房注入卡巴胆碱缩瞳，或前房内注入气泡等。残余皮质可在黏弹剂物质保护下伸入注吸针头，在低负压无灌注情况下抽吸皮质至干净（干吸法）。人工晶状体可视情况植入后房，睫状沟或缝线固定于睫状沟等。

一旦出现晶状体核落入后部玻璃体或视网膜，不能通过前节手术方法安全取出时则应及时终止手术，不可强行做前部玻璃体手术。以往资料显示，PCR 后行前部玻璃体切除手术者眼内炎、视网膜脱离、黄斑水肿、人工晶体不稳定的发生率都远高于后部玻璃体切除手术者。此时建议使用后辅助悬浮技术（techniqueposterior assisted levitation，PAL），从睫状体扁平部托起后坠的核或者求助眼后节医师行标准玻璃体切割。

总而言之，术中 PCR 的发生重在预防，术中意外出现时，应调整心理状态，沉着冷静应对。发生 PCR 后应首先处理前房内的晶状体碎片和玻璃体，第二是牢固地放置人工晶状体，第三是联系视网膜医师处理后部晶状体物质，检查视网膜是否受伤害。对于不能手术中解决的问题应及时联系眼后节医师会诊，通过玻璃体手术或预防性视网膜冷冻术等降低白内障手术后囊膜破裂后人工晶状体眼视网膜脱离的发生率，并在后囊膜破裂后随访 2 个月以上时进行详细的眼底复查，一旦发现视网膜裂孔要及时治疗。

参考文献

1. Wahab S，Ahmed J，Das Hargun L.Posterior assisted levitation （PAL） by using Akahoshi/Wahab irrigating pars plana levitator.J Coll Physicians Surg Pak，2012，22（11）：703-706.

2. Turnbull AM，Lash SC.Confidence of ophthalmology specialist trainees in the management of posterior capsule rupture and vitreous loss.Eye （Lond），2016，30 （7）：943-948.

3. Park DY，Walkden A，De Klerk TA.Effect of cataract surgery training on operating room productivity：How long trainees take.J Cataract Refract Surg，2016，

42（9）：1297-1301.

4. Thanigasalam T, Reddy SC, Zaki RA.Factors Associated with Complications and Postoperative Visual Outcomes of Cataract Surgery；a Study of 1，632 Cases.J Ophthalmic Vis Res，2015，10（4）：375-384.

5. Barthelmes D, Alexander S, Mitchell P, et al.Hybrid 20/23-gauge pars plana vitrectomy for retained lens fragments after cataract surgery.Retina，2012，32（9）：1749-1755.

6. Chiu CS.2013 update on the management of posterior capsular rupture during cataract surgery.Curr Opin Ophthalmol，2014，25（1）：26-34.

7. Chalam KV, Shah VA.Successful management of cataract surgery associated vitreous loss with sutureless small-gauge pars plana vitrectomy.Am J Ophthalmol，2004，138（1）：79-84.

8. Bouazza M, Chakib A, Amrani H, et al.Long-term results of phacoemulsification in pseudoexfoliation syndrome.J Fr Ophtalmol，2016，39（4）：364-369.

9. Lee AY, Day AC, Egan C, et al.Previous Intravitreal Therapy Is Associated with Increased Risk of Posterior Capsule Rupture during Cataract Surgery.Ophthalmology，2016，123（6）：1252-1256.

10. Suryawanshi M, Gogate P, Kulkarni AN, et al.Comparison of the Posterior Capsule Rupture Rates Associated with Conventional（Start to Finish）Versus Reverse Methods of Teaching Phacoemulsification.Middle East Afr J Ophthalmol，2016，23（2）：163-167.

11. Hong AR，Sheybani A，Huang AJ.Intraoperative management of posterior capsular rupture.Curr Opin Ophthalmol，2015，26（1）：16-21.

12. 刘彦才，刘久英.白内障超声乳化术后囊破裂应用干吸法吸取残留皮质.眼科新进展，2002，22（6）：434.

13. Schutz JS，Mavrakanas NA.Posterior-assisted levitation in cataract surgery.Curr Opin Ophthalmol，2010，21（1）：50-54.

14. Arbisser LB，Charles S，Howcroft M，et al.Management of vitreous loss and dropped nucleus during cataract surgery.Ophthalmol Clin North Am，2006，19（4）：495-506.

（王文莹　整理）

后发性白内障

"后发性白内障"是指白内障摘除后残留于晶状体囊袋的晶状体上皮细胞（lens epithelial cells，LEC）移行增生，在后囊膜上形成珍珠样小体，后囊膜混浊（posterior capsule opacification，PCO）或皱缩，最终导致视力下降。而"ACO"这一术语作为"前囊膜混浊（anterior capsule opacification，ACO）"的缩写，近年在临床中也得到广泛应用。

95.PCO 和 ACO 分别由不同的晶状体上皮细胞亚群引起，具有不同的临床特性

PCO 和 ACO 不仅描述后发障的位置不同，而且由于它们分别由不同的 LEC 亚群引起，因此还具有不同的特性。

PCO 主要由"赤道部 LEC 细胞"或"E- 细胞"引起，这些细胞位于囊袋的赤道部，具有强大的迁移能力，若没有障碍，可以移行到后囊膜中央。如果后囊膜牢固地黏附于光学区后表面，

后囊膜-光学区界面将保持清亮（"没有空间就没有细胞"理论）；如果后囊膜与光学区后表面有一定的距离，细胞就可乘机进入。一旦进入，E-细胞趋向增长，其形态取决于囊膜-光学区的间隙宽度。间隙狭窄，E-细胞形成平坦的结构，具有类似蜂窝样的外观，最后可能以形成连续的合体细胞层而告终，这些结构并不会显著影响视力。然而，在较宽的间隙中，E-细胞转变成球形结构或"珍珠样小体"，能够明显影响患者的视力，当前向散射光线造成眩光或视物模糊时，需要 Nd：YAG 激光行后囊膜切开。

ACO 与之相反，来源于"前晶状体上皮细胞"或"A-细胞"，这些细胞存在于前囊膜小叶，撕囊后保留下来。尽管这些细胞也表现出某些移行的能力，但它们具有向成肌纤维细胞转化的巨大潜能，迁移到撕囊口边缘或与 IOL 接触的部位。并且，这些细胞容易引起胶原的吸附和沉积，导致前囊膜皱缩或变白，通常称为囊膜纤维化。典型的纤维化发生在接近撕囊口的前囊膜小叶与 IOL 光学部相接触的区域，但也会出现在撕囊边缘正对的后囊膜中心区（如无晶状体眼）。如果发生过度纤维化，囊袋开口就可能发生显著收缩（"囊袋闭锁"），并且收缩可能是不对称的，即使撕囊口位于中心，有时也可能导致 IOL 偏中心。

96. 后发障的发生与 LEC 的增殖、上皮-间质转化和向后囊膜迁移有关

LEC 的增殖、上皮-间质转化和向后囊膜迁移是目前公认

的后发障形成的主要原因。既往研究表明，晶状体上皮细胞的增殖、移行主要发生在术后早期，增殖最活跃的部位在晶状体赤道部。后发障形成主要有两种机制：一种是晶状体上皮细胞增生形成再生的晶状体结构，如珍珠小体；另一种机制为晶状体上皮细胞发生纤维化，形成纤维膜。临床上主要表现为：

（1）珍珠小体：残留的晶状体上皮细胞增大、肿胀，类似细胞状，成簇似半透明珍珠状。

（2）纤维膜形成：晶状体上皮细胞化生，形成纤维样细胞，增殖但不移行。

（3）珍珠小体与纤维膜并存。

（4）Soemmering环：术后晶状体周边部有较多的皮质残留，前后囊膜粘连而形成一个混浊环。

97. 白内障术后创伤愈合反应启动 PCO 的发生

白内障手术实际上是个创伤，手术破坏了晶状体囊膜的完整性，从而启动了人体自身的创伤愈合反应。白内障术后，血-房水屏障破坏，各种炎性因子、细胞因子以及炎症介质释放，诱导晶状体上皮细胞修复、移行、增殖，并向成纤维细胞转化，细胞外基质重塑，从而导致 PCO 形成。重要的细胞因子包括：成纤维细胞生长因子、转化生长因子、表皮生长因子、白介素等。它们在术后炎症反应中起重要作用。白内障术后组织细胞分泌大量细胞外基质，细胞外基质的堆积为晶状体上皮细胞的生长繁殖提供支架，促进了晶状体上皮细胞的黏附和迁移。以上多种机制最终导致晶状体后囊混浊。

98. 不同的人工晶状体材料和设计影响 LEC 的黏附和生长

不同材料的人工晶状体表面性能影响晶状体上皮细胞的黏附和生长，从而影响后发性白内障的发生。有学者研究发现：疏水性丙烯酸（Acrysof）人工晶状体植入术后后发性白内障的发生率为 12%，硅凝胶人工晶状体植入后的发生率为 34%，聚甲基丙烯酸酯（PMMA）人工晶状体植入后的发生率为 44%。考虑可能的机制为疏水性 Acrysof 人工晶状体具有较强的胶原黏附力，晶状体在其表面仅为一单细胞层，很少向纤维细胞转化，从而降低了 PCO 的发生。另外，人工晶状体的特殊设计如锐利的直角边缘、光学面与晶状体襻夹角等设计均可使人工晶状体与后囊膜紧密相贴，从而产生接触抑制，有效阻止了晶状体上皮细胞的移行，减少了 PCO 的发生。

99. 合理的手术方法有助于减少后发障的发生

应用连续环形撕囊，前囊口 6mm 大小，最大限度地去除前囊下晶状体上皮细胞，减少 PCO 的增殖来源。婴幼儿白内障术后几乎 100% 会发生后发性白内障，对于术后不能配合激光后囊切开的患儿，应做后囊膜连续环形撕囊联合前玻璃体切除手术。

　　术中尽可能清除前囊下以及晶状体赤道部的晶状体纤维，以预防残留晶状体上皮细胞的增殖、移行。首先 I/A 清除后囊上的较大的晶状体皮质，因为此时有相对较高的负压和流量，清除后囊上的皮质一定要控制好脚踏的深度，不要踩得过深。同时一定要使 I/A 头的抽吸口朝上，避免向下吸住后囊，导致后囊膜破裂，产生不必要的并发症。若仍有较小的皮质残留，可改用低负压、低流量（流量 8 ～ 10ml/min，负压 80 ～ 100mmHg）的抛光模式以去除皮质残留。这样低的负压和流量，一般不会破坏后囊，但又可以将后囊上游离的残留皮质清除干净，这种模式相对安全。也可以在囊袋内注入黏弹剂后，用抛光器或弯针头机械性刮除后囊膜上残留的皮质，以达到使后囊膜彻底透明的目的。

　　选择合适的人工晶状体可有效地防止 PCO 的形成。目前大多数人工晶状体光学部与襻有一定的夹角，使光学部与后囊能紧密接触，通过接触抑制原理，机械性地阻止了晶状体上皮细胞向光学部后方的迁徙和增殖。另外，光学部的边缘呈直角的垂直边缘设计，也可有效地抑制晶状体上皮细胞的移行和增殖。经过化学表面处理的人工晶状体，如肝素表面修饰的人工晶状体可明显减轻术后的炎症反应以及纤维素性渗出，大大降低了 PCO 的发生率。

　　术后积极进行抗感染治疗，可减轻炎症细胞因子、炎症介质的释放，防治一些炎症物质在后囊上的沉积，同时也防止晶状体上皮细胞被炎症介质激活、迁移及增殖。

100. 后发性白内障的治疗

（1）Nd：YAG 激光后囊膜切开

这是目前最常用和最有效的治疗后囊膜混浊的方法。

Nd：YAG 激光切开后囊膜的主要作用机制为：在击射时，靶组织瞬间吸收了高强度的激光，产生光爆破击穿作用，在其焦点处产生电离效应，并迅速膨胀，产生冲击波，导致组织产生了微型原子爆破的机械效应，从而达到切割或破碎组织的目的。

一般当后囊膜混浊，影响视力，即可考虑行激光后囊膜切开。对成人后发性白内障，治疗的最佳时机为其形成后 3 ～ 6 个月。儿童后发性白内障应尽早进行激光治疗，以促进视功能的恢复。

激光能量一般要根据后囊膜的厚薄、致密程度等来确定，一般激光单脉冲能量为 2 ～ 4mJ，平均 3mJ。不能切开后囊膜者，可逐渐增加激光能量。后囊切开方法最常见的是十字形切开和圆形切开。术中激光聚焦在后囊膜，一般切开直径为 2 ～ 4mm。

术后一般常规应用普拉洛芬滴眼液等非甾体类抗炎药即可。激光后囊膜切开最常见的并发症是人工晶状体损伤、角膜损伤、前房炎症反应、眼压升高、玻璃体混浊以及视网膜脱离等。

（2）后囊膜切开术

对于后囊膜致密、用激光不能切开的后发障患者，可考虑手术切开混浊的后囊膜。术中可用囊膜剪剪开致密的后囊膜，恢复视轴透明。

（3）药物治疗

有多种药物可以用于后发性白内障的治疗，包括抗代谢药、抗增殖药、激素、肝素等，均报道有抑制晶状体上皮细胞增殖的作用，但因为其给药途径、药物浓度、药物对正常组织的不良反应等问题没有得到解决，故在临床上还没有广泛应用。

（4）其他疗法

包括免疫治疗、基因治疗、放射线治疗等方法，但效果不肯定。

参考文献

1. Walker JL, Wolff IM, Zhang L, et al.Activation of SRC kinases signals induction of posterior capsule opacification.Invest Ophthalmol Vis Sci, 2007, 48 (5): 2214-2223.

2. Sponer U, Pieh S, Soleiman A, et al.Upregulation of alphavbeta6 integrin, a potent TGF-beta1 activator, and posterior capsule opacification.J Cataract Refract Surg, 2005, 31 (3): 595-606.

3. Eldred JA, McDonald M, Wilkes HS, et al.Growth factor restriction impedes progression of wound healing following cataract surgery: identification of VEGF as a putative therapeutic target.Sci Rep, 2016, 6:24453.

4. Ram J, Pandey SK, Apple DJ, et al.Effect of in-the-bag intraocular lens fixation on the prevention of posterior capsule opacification.J Cataract Refract Surg,

2001, 27 (7): 1039-1046.

5. Nibourg LM, Gelens E, Kuijer R, et al.Prevention of posterior capsular opacification.Exp Eye Res, 2015, 136: 100-115.

6. Andjelić S, Drašlar K, Lumi X, et al.Morphological and proliferative studies on ex vivo cultured human anterior lens epithelial cells - relevance to capsular opacification.Acta Ophthalmol, 2015, 93 (6): e499-e506.

7. Iwase T, Nishi Y, Oveson BC, et al.Hydrophobic versus double-square-edged hydrophilic foldable acrylic intraocular lens: effect on posterior capsule opacification.J Cataract Refract Surg, 2011, 37 (6): 1060-1068.

8. Kugelberg M, Zetterström C.Pediatric cataract surgery with or without anterior vitrectomy.J Cataract Refract Surg, 2002, 28 (10): 1770-1773.

9. Vasavada AR, Trivedi RH, Singh R.Necessity of vitrectomy when optic capture is performed in children older than 5 years.J Cataract Refract Surg, 2001, 27 (8): 1185-1193.

（王晓贞　整理）

出版者后记

Postscript

　　1年时间，365个日夜，300位权威专家对每本书每个细节的精雕细琢，终于，我们怀着忐忑的心情迎来了《中国医学临床百家》丛书的出版。我们科学技术文献出版社自1973年成立即开始出版医学图书，40余年来，医学图书的内容和出版形式都发生了很大变化，这些无一不与医学的发展和进步相关。

　　近几年，中国的临床医学有了很大的发展，在国际医学领域也开始崭露头角。以北京天坛医院牵头的CHANCE研究成果改写美国脑血管病二级预防指南为标志，中国一批临床专家的科研成果正在走向世界。但是，这些权威临床专家的科研成果多数首先发表在国外期刊上，之后才在国内期刊、会议中展现。如果出版专著，又为多人合著，专家个人的观点和成果精华被稀释。

　　为改变这种零落的展现方式，作为科技部所属的唯一一家出版机构，我们有责任为中国的临床医生提供一个系统展示临床研究成果的舞台。为此，我们策划出版了这套高端医学专著——《中

中国医学临床百家

国医学临床百家》丛书。"百家"既指临床各学科的权威专家，也取百家争鸣之义。

丛书中每一本书阐述一种疾病的最新研究成果及专家观点，按年度持续出版，强调医学知识的权威性和时效性，以期细致、连续、全面展示中国临床医学的发展历程。与其他医学专著相比，本丛书具有出版周期短、持续性强、主题突出、内容精练、阅读体验佳等特点。在图书出版的同时，同步通过万方数据库等互联网平台进入全国的医院，让各级临床医师和医学科研人员通过数据库检索到专家观点，并能迅速在临床实践中得以应用。

在与专家们沟通过程中，他们对丛书出版的高度认可给了我们坚定的信心。北京协和医院邱贵兴院士表示"这个项目是出版界的创新……项目持续开展下去，对促进中国临床学科的发展能起到很大作用"。北京大学第一医院霍勇教授认为"百家丛书很有意义"。复旦大学附属华山医院毛颖教授说"中国医学临床百家给了我们一个深度阐释和抒发观点的平台，我愿意将我的学术观点通过这个平台展示出来"。我们感谢这么多临床专家积极参与本丛书的写作，他们在深夜里的奋笔，感动着我们，鼓舞着我们，这是对本丛书的巨大支持，也是对我们出版工作的肯定，我们由衷地感谢！

在传统媒体与新兴媒体相融合的今天，打造好这套在互联网时代出版与传播的高端医学专著，为临床科研成果的快速转化服务，为中国临床医学的创新及临床医师诊疗水平的提升服务，我们一直在努力！

科学技术文献出版社